Klaus Oltmanns

Einer für alles:
Der Medizinball

Fitness für den ganzen Körper

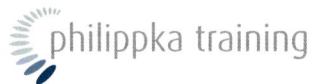
□ □ □ *philippka training* – DIE SPORTARTENÜBERGREIFENDE BROSCHÜRENREIHE

Zahlreiche praktische Trainingsinhalte, Vorgehensweisen und Hintergründe gibt es nicht nur in der „eigenen" Sportart, sondern vergleichbar oder mit anregenden Erfahrungen auch nebenan in anderen sportlichen Bereichen. Sie bilden die sichere Basis für die sportartspezifische Ausprägung in Training und Wettkampf. – Die sportartenübergreifende Broschürenreihe *philippka training* bereitet den lohnenden Blick über den Zaun auf und stellt Ihnen den reichen Erfahrungsschatz praxisnah und handlungsorientiert zur Verfügung.

Die kompakten Broschüren im handlichen Format sind topaktuell und didaktisch hochwertig aufbereitet, sodass Sie sich auf 48 bis 64 Seiten zu jeweils einem einzigen Thema fundiert und praxisgerecht informieren können. In fünf Themenblöcke werden Hintergründe und das Handwerkszeug des Trainers nicht nur theoretisch beleuchtet, sondern sind für die Praxis aufbereitet. Praktische Übungs- und Trainingsformen sind zudem für den schnellen und zielsicheren Zugriff konzipiert und dargestellt:

- **Trainerhandwerk** – hier erhalten Sie Tipps für das tägliche Training.
- **Hintergründe praxisnah** – hier werden Erkenntnisse z.B. aus der Sportwissenschaft für die Trainingspraxis für Sie „übersetzt".
- **Motorische Grundausbildung** – hier ist die gut sortierte Praxis für die allgemeinen Übungsstunden enthalten.
- **Sportartenübergreifende Praxis** – die Fundgrube mit Praxisinhalten und kompakten Trainingshinweisen.
- **Übungssammlungen** – hier sind zu einzelnen Themen ein Fundus an Übungen zusammengestellt.

Bibliografische Information der Deutschen Bibliothek
Die Deutsche Bibliothek verzeichnet diese Publikation in der Deutschen Nationalbibliografie; detaillierte bibliografische Daten sind im Internet über http://dnb.ddb.de abrufbar.

ISBN 978-3-89417-191-9

© 2009 by Philippka-Sportverlag, Postfach 15 01 05, D-48061 Münster
Lektorat: Frank Müller, Werner Böwing
Herstellung: Werner Böwing
Graphische Gestaltung: Daniel Djuhanda
Porträtfoto Steffi Nerius: DKB

Umschlagfotos und alle weiteren Fotos: Frank Müller
Ein besonderer Dank gilt der Leichtathletikabteilung des TV Gladbeck 1912 (Fotoaufnahmen).

Gesamtherstellung:
Graphische Betriebe E. Holterdorf, 59302 Oelde
Nachdruck, fotomechanische Vervielfältigung jeder Art, Mikroverfilmung und Einspeicherung bzw. Verarbeitung in elektronischen Systemen nur mit schriftlicher Genehmigung des Verlages.

□ □ □ INHALTSVERZEICHNIS

Bisher sind in der Reihe *philippka training* folgende Bände erschienen

Band 14: Fit werden im Sand · **Band 13:** Laufen – Springen – Werfen · **Band 12:** Gymnastik für das Aufwärmen · **Band 11:** Athletiktraining mit Zweikämpfen · **Band 10:** Praxiswissen Sportmedizin · **Band 9:** Spielen mit dem Gleichgewicht, Teil 2 · **Band 8:** Alle Kräfte ins Gleichgewicht! · **Band 7:** Spielen mit dem Gleichgewicht, Teil 1 · **Band 6:** Sportpraxis organisieren und leiten · **Band 5:** Einfach zu schnellen Beinen · **Band 4:** Mit Spiel zum Ziel, Teil 2 · **Band 3:** Mit Spiel zum Ziel, Teil 1 · **Band 2:** Grundlagenausdauer vielfältig entwickeln · **Band 1:** Kleine Warm-up-Fibel

www.philippka.de

WAS ERWARTET SIE HIER?

Sie erhalten Antworten auf die Fragen:
- Warum und wofür Sie den Medizinball als Trainingsgerät einsetzen sollen?
- Wie Sie das Medizinballtraining situationsangemessen organisieren können?
- Wie Sie die Sicherheit gewährleisten können?

■■■ 1.1 Einleitung

Der Medizinball ist ein bewährtes Übungsgerät, mit dem wohl schon jeder Sportler, Trainer, Übungsleiter oder Sportlehrer gearbeitet hat. Seine Vorteile liegen u. a. in der vielseitigen Verwendbarkeit und darin, dass er zur Grundausstattung vieler Trainingsstätten gehört. – Gleichzeitig werden aber auch viele Möglichkeiten nicht oder, z. B. wenn langjährige Routine eingekehrt ist, nicht mehr genutzt. So geraten Übungen

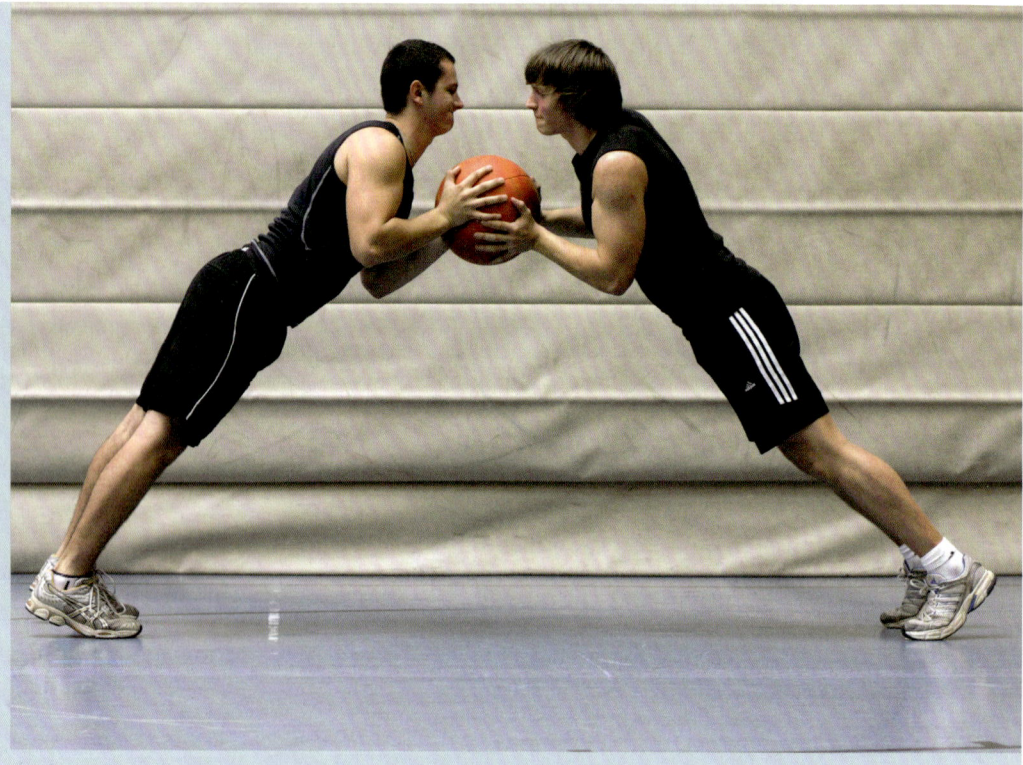

Diese Übung funktioniert nur mit Kraft und Kooperation

wieder in Vergessenheit oder sein Einsatz wird zunehmend auf Würfe reduziert, weil ein solcher Ball natürlich zum Werfen animiert. Oder organisatorische Probleme wie zu wenige Bälle für zu große Gruppen sorgen für eine geringe Übungsdichte und eine nachlassende Motivation.

Mit der vorliegenden Übungssammlung erhalten Sie einen großen Fundus an Übungen. Etliche eignen sich, entsprechend organisiert, auch dann, wenn nur relativ wenige Medizinbälle zur Verfügung stehen.

■■■ 1.2 Der Medizinball – ein Alleskönner!

Wenn Sie einen Medizinball verwenden, können Sie alle fähigkeitsorientierten Trainingsziele anstreben: konditionelle Ziele sind genauso möglich wie koordinative – auch sensomotorische. Insbesondere in Bezug auf Wurfbewegungen ist auch eine Technikschulung möglich. – Dieser Aspekt wird aber in dieser Broschüre nicht weiter berücksichtigt.

Konditionell betrachtet, kann man den Medizinball als Zusatzlast sehen, die die Kraftanforderungen erhöht und/oder über den Zeitfaktor die Energieversorgung (als Aspekt der Ausdauer) besonders fordert. Koordinativ wirksam wird der Ball zum Beispiel, indem er gewohnte Bewegungen auslenkt oder komplexer macht. Wenn der Ball fixiert werden muss, z. B. zwischen den Knien, wird damit auch eine Teilbewegung

oder -position des Körpers fixiert, sodass sich Wirkungen auf andere Körperregionen gezielter ansteuern oder erhöhen lassen. Neben diesen eher physiologischen Orientierungen bietet der Medizinball aber auch noch organisatorische (z. B. als Markierung oder Hindernis) oder emotionsfördernde Einsatzmöglichkeiten (als Spielgerät).

Sie werden in den Praxiskapiteln dieser Broschüre zahlreiche konkrete Übungsbeispiele finden, die die obigen Ausführungen verdeutlichen werden. Gleichzeitig möchte ich Sie aber auch zu eigener Kreativität einladen. Als Anstoß soll die folgende freie und sicher noch unvollständige Aufzählung dienen: Ein Medizinball kann dienen zum Spielen, Schwingen, Halten, Rollen, Werfen, Übergeben, Tragen, Fangen, Blockieren, Springen, Hüpfen, Kombinieren, Balancieren, Jonglieren, Kämpfen, Schieben, Ziehen, Treffen ...

■■■ 1.3 Das Medizinball-Training organisieren

Wenn Übungen eine Trainingswirkung haben sollen, müssen sie in der dazu passenden Anordnung und Dosierung durchgeführt werden. Das Training muss also so organisiert werden, dass diese Kriterien gewährleistet sind. Am einfachsten ist das mit Einzel- und Partnerübungen zu schaffen. Trainingsstunden mit größeren Gruppen lassen sich natürlich auch mit solchen Einzel- oder Partnerübungen, z. B. als Stations-,

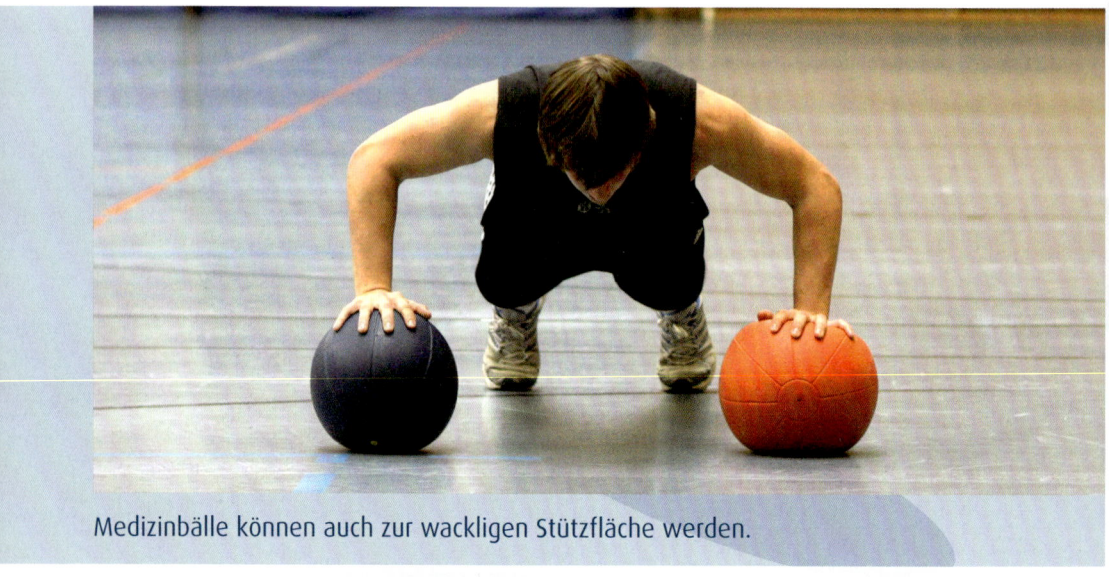

Medizinbälle können auch zur wackligen Stützfläche werden.

Circuit- oder Rundlauf-Training organisiert, durchführen. Voraussetzung ist dann aber, dass ausreichend Bälle zur Verfügung stehen – eine Bedingung, die längst nicht immer erfüllt ist. Wir stellen Ihnen deshalb hier einige Prinzipien vor, nach denen Sie auch mit einer geringeren Zahl an Bällen ein effektives Training gestalten können. Beispielhafte Umsetzungen dazu finden Sie wieder in den Praxiskapiteln.

▪ ▪ ▪ Wenige Bälle – viele Sportler

Was können Sie tun, wenn Ihnen bei großer Teilnehmerzahl nur wenige Medizinbälle zur Verfügung stehen? – Hier sind einige Tipps zum Ablauf:

● **Medizinbälle mit viel Tempo:** Sorgen Sie z. B. durch Wettbewerbssituationen dafür,

dass die Bälle schnell von einem zum anderen Sportler kommen, damit alle häufig am Ball sind. Ausprägungen dieses Prinzips sind

– Wanderball-Staffeln, bei denen der Ball schnell durch die Gruppe weitertransportiert wird, und

– Transportstaffeln, bei denen sich die Sportler schnell mit dem Ball bewegen.

● **Sportler mit viel Bewegung:** Die Abläufe werden so gestaltet, dass zwischen den Übungen mit Ball viel Bewegung stattfindet. Zum Beispiel:

– Das Give-and-Go-Prinzip beim Werfen. Bei drei Teilnehmern steht eine Zweiergruppe (Sportler A und C) mit Ball einem Einzelnen (Sportler B) gegenüber. A wirft zu B, läuft dem Ball hinterher – B wirft zu C, läuft hinterher – C wirft zu A, läuft hinterher usw. Größere Gruppen werden im gleichen Verhältnis zueinander aufgeteilt.

– Spiele, in denen die Regeln und Spielideen dafür sorgen, dass der Ball möglichst nie zur Ruhe kommt.

● **Spielformen mit mehreren Bällen gleichzeitig** oder möglichst kleinen Gruppen (nicht nur ein einziger Ball für die gesamte große Gruppe).

◾ ◾ ◾ Weitere organisatorische Tipps

Zum Gelingen der Medizinballübungen tragen auch zwei weitere wichtige Aspekte bei, die Sie als Leiter zu steuern haben: die Auswahl der richtigen Bälle sowie die Gewährleistung der Sicherheit.

◾ ◾ ◾ Ballauswahl

Es gibt zahlreiche Bälle, die sich nach Bauart (Leder oder Kunststoff/Gummi), Gewicht und Durchmesser unterscheiden. Möglicherweise sind Sie in der Auswahl der Bälle eingeschränkt durch das, was Sie an Ihrem Trainingsort vorfinden oder was Ihnen der Verein zur Verfügung stellen kann. Im Einzelfall kann es sein, dass keine akzeptablen Bälle (z. B. nur zu hohes Gewicht) zur Verfügung stehen. Im Zweifelsfall sollten Sie dann auf diese Übungen verzichten. Möglichst sollten Sie Folgendes beachten:

● Richten Sie die Auswahl von Gewicht und Durchmesser der Medizinbälle immer an der ausgewählten Übung und vor allem an

den Voraussetzungen Ihrer Sportler aus. Vermeiden Sie auf jeden Fall zu schwere Bälle! Die Bewegungsabläufe sollten immer, auch im ermüdeten Zustand oder in der Spiellaune, technisch sauber durchführbar sein.

● Für manche Übungen ist es sinnvoll oder gar unverzichtbar, mit Gummibällen zu üben, z. B. wenn die Bälle für den gewünschten Übungsablauf von der Wand oder dem Boden abprallen sollen. Ähnliches gilt, wenn der Ball gerollt werden soll – nur die Bälle aus Gummi bleiben dauerhaft rund, Lederbälle verformen sich früher

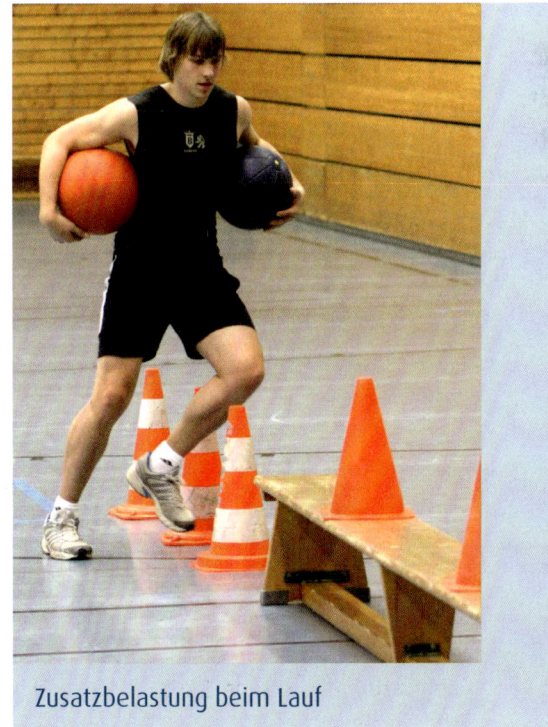

Zusatzbelastung beim Lauf

oder später. Andere Übungen sind dagegen mit beiden Ballarten durchführbar.

▪ ▪ ▪ Sicherheitsmaßnahmen

Zu den Sicherheitsmaßnahmen gehören vor allem die gebotene Aufmerksamkeit aller Beteiligten sowie die richtige räumliche Anordnung der Übungen, sodass unbeabsichtigte Treffer durch rollende oder fliegende Bälle oder das Darauftreten und gegebenenfalls Umknicken weitgehend ausgeschlossen sind.

● Alle, auch die gerade nicht unmittelbar Übenden oder unbeteiligte Zuschauer, sollten ihre Aufmerksamkeit dauerhaft auf die Übenden richten. Das gilt auch und erst recht beim Üben in Gassenaufstellung.

● Halten Sie ausreichend Sicherheitsabstand, auch zur Seite und nach hinten (Ausholen!), ein. Bei seitlichen Würfen (z. B.

Schocken) oder Würfen unter koordinativ komplexen Bedingungen sollte der seitliche Abstand besonders groß sein.

● Bei Würfen berücksichtigen Sie ausreichend Platz auch für das Ausrollen der Bälle, oder nutzen Sie Wände o. Ä. zum Aufhalten der Bälle (Achtung, dann können diese aber auch weit zurückprallen!). Abstände zu solchen Wänden bzw. zum Gegenüber bei Partnerübungen oder in Gassenaufstellung sind immer ausreichend groß, aber im Sinne der Übungsdichte auch nicht zu groß, zu wählen. Die Abstände sind abhängig sowohl vom Leistungsvermögen der Sportler als auch von der jeweiligen Übung. Im Bedarfsfall sind die Abstände von Übung zu Übung anzupassen.

● Vereinbaren Sie einen einheitlichen Warnruf für „verunglückte" Versuche oder entstehende Gefahrensituationen, der zum

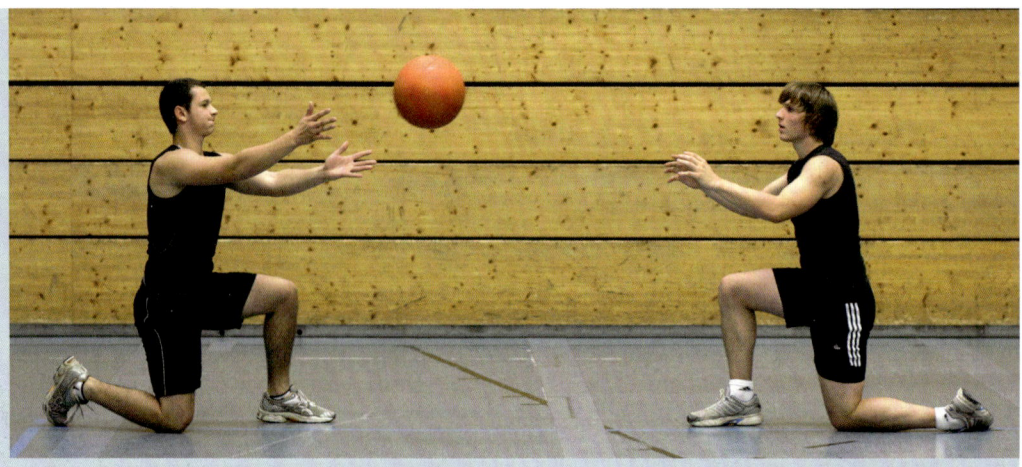

Partnerübungen sind sicher und intensiv.

sofortigen Stopp des Übens führen soll. Nehmen Sie Ihre Sportler mit in die Verantwortung!

■■■ 1.4 Zum Umgang mit der Praxissammlung

In der folgenden Praxissammlung in den Kapiteln 2 und 3 werden Sie sich schnell zurechtfinden können. Wir haben die Beschreibung immer nach der gleichen Systematik aufgebaut: „Schnellzugriff" (s. u.) und die Beschreibung mit den Schwerpunkten „Organisation", „Ablauf", „Variationen" (falls vorhanden) und „Beachte". Ergänzend dazu finden Sie aussagekräftige Abbildungen bzw. Fotos.

Der „Schnellzugriff" zu Beginn jeder Beschreibung hilft Ihnen, zielgerichtet und schnell einen passenden Vorschlag zu finden:

● Anhand einer Punktezuordnung (s. Infokasten) finden Sie Angaben zu:

– Zielgruppe: Anfänger, Freizeitsportler, Fortgeschrittener und Könner

□ □ □ INFO: Bewertungsstufen

Bewertungen für die Anforderungsprofile:

- hohe Anforderungen
- mittlere Anforderungen
- niedrige Anforderungen
- keine Anforderungen

Bewertungen für Zielgruppe und Altersbereiche:

- sehr gut geeignet
- geeignet
- beschränkt geeignet
- ungeeignet

– Altersbereich: bis 8, 9 bis 12, 13 bis 15 und 16 Jahre und älter

● Dazu finden Sie Angaben über das Anforderungsprofil der Übungen (Koordination, Kraft, Schnelligkeit und Ausdauer).

ZUSAMMENFASSUNG

● Der Medizinball ist ein Alleskönner für das Training konditioneller und koordinativer Fähigkeiten und ausgesprochen vielseitig einsetzbar.

● Der Ball ist gut für Einzel-, Paar- oder Gruppenübungen einsetzbar.

● Auch für die Situation „Wenige Bälle für viele Sportler" gibt es gute organisatorische Lösungen.

● Beachten Sie die passende Ballauswahl und die Sicherheitsmaßnahmen!

1. Würfe und Stöße nach oben oder gegen den Boden

Altersbereich				Könnensstufe			
bis 8 Jahre				Anfänger	🟠	🟠	🟠
9 bis 12 Jahre	🟠	🟠		Freizeitsportler	🟠	🟠	🟠
13 bis 15 Jahre	🟠	🟠	🟠	Fortgeschrittener	🟠	🟠	🟠
16 Jahre und älter	🟠	🟠	🟠	Könner	🟠	🟠	🟠
Anforderungsprofil							
Koordination	🟠	🟠		Schnelligkeit			
Kraft	🟠	🟠	🟠	Ausdauer			

Organisatorische Voraussetzung

Geräte: Medizinball, kleiner Kasten (für Variation)

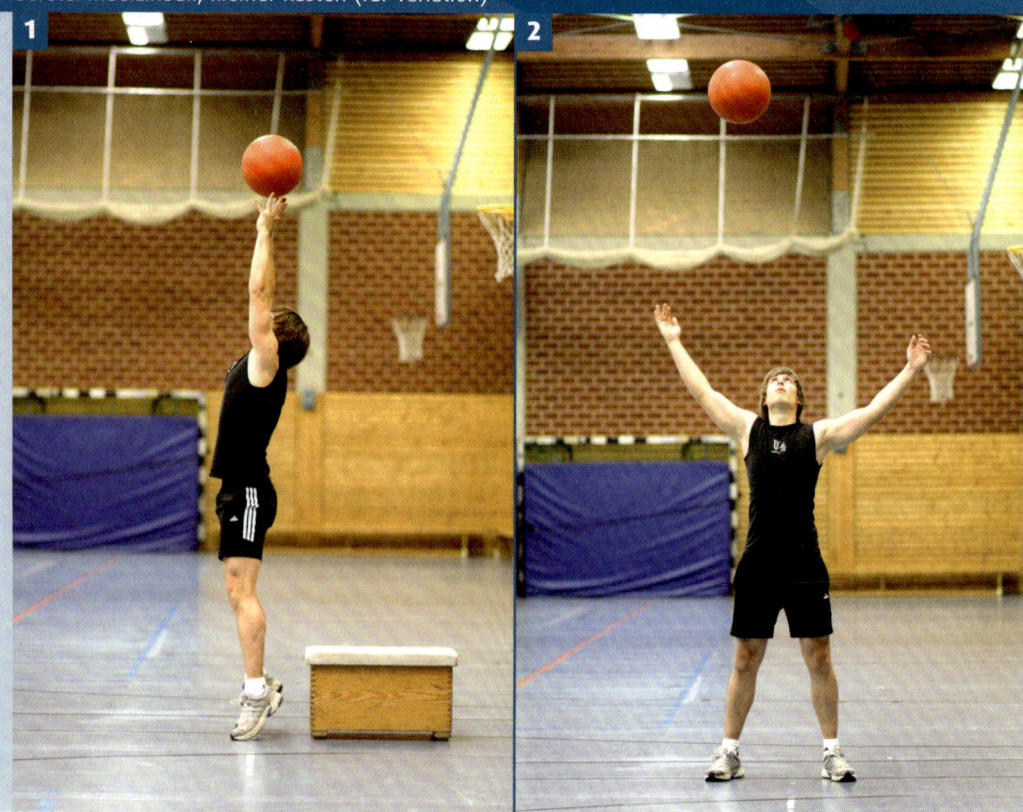

Organisation

- Jeder Sportler erhält einen Medizinball.
- Freie Aufstellung mit ausreichend seitlichem Abstand in alle Richtungen (mind. 3 Meter).

Ablauf

- Aus dem Stand nach oben stoßen: Ausgangsstellung ist ein schulterbreiter Stand, der Ball wird mit beiden Händen vor dem Hals oder dem oberen Teil der Brust gehalten.
- Mit leichter Ausholbewegung (Knie- und Hüftbeugung) wird der Ball aus einer schnellen Körperstreckung nach oben gestoßen.
- Der Ball wird am Ort wieder aufgefangen, direkt aus der Luft oder nach einmaligem Aufprallen vor dem Sportler auf dem Boden.

Variationen

- Ausführung wie zuvor, der Sportler sitzt allerdings auf einem Kasten und stößt aus dieser Ruheposition mit einer schnellen Körperstreckung den Ball nach oben (s. Bild 1).
- Ausgangsstellung wie oben aus dem Stand. Statt zu stoßen, wird der Ball jetzt beidhändig mit gestreckten Armen vor dem Körper nach oben geworfen.
- Ausgangsstellung wie zuvor, aber der Ball wird einhändig seitlich neben dem Körper so hochgeworfen, dass er auf der anderen Körperseite nach unten fällt. Der folgende Wurf erfolgt dann mit dem anderen Arm (s. Bild 2).
- Ausgangsstellung wie zuvor, der Sportler hebt den Ball aber jetzt mit beiden Händen über den Kopf und wirft diesen mit einem Schlag-

wurf möglichst fest auf den Boden (s. Bild 3). Der Ball sollte anschließend so hoch springen, dass der Werfer den Ball auffangen kann, bevor er erneut auf den Boden fällt.

- Ausführung wie zuvor, nun aber als Stoß (Ellbogen über dem Ball!).

Beachte

- Bei den Würfen nach oben verlässt der Ball mit Abschließen der Körperstreckung die Hände – die Füße haben gerade noch Bodenkontakt. Die Arme bleiben während der gesamten Wurfbewegung gestreckt.
- Die Würfe zum Boden funktionieren nur mit einem Medizinball aus Gummi. Achten Sie dabei auf eine gute Wurfbewegung (nicht zu früh mit dem Rumpf vorbeugen).

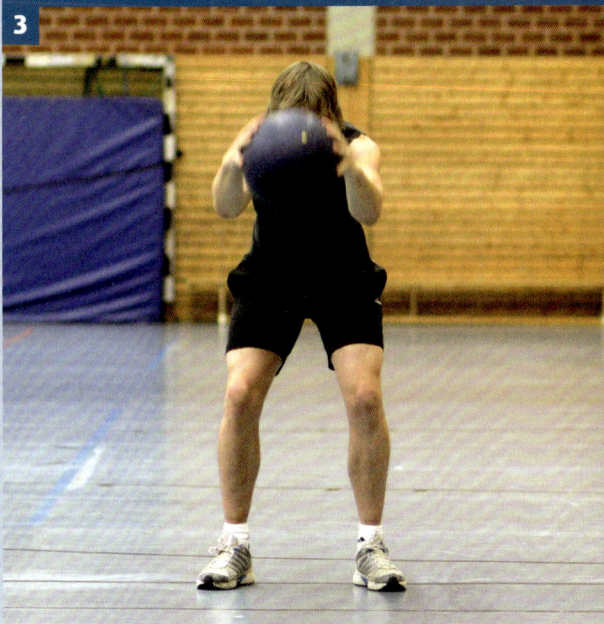

3

2. **Würfe und Stöße gegen die Wand**

Altersbereich				Könnensstufe			
bis 8 Jahre				Anfänger	●		
9 bis 12 Jahre	●			Freizeitsportler	●	●	●
13 bis 15 Jahre	●	●	●	Fortgeschrittener	●	●	●
16 Jahre und älter	●	●	●	Könner	●	●	●
Anforderungsprofil							
Koordination	●	●		Schnelligkeit			
Kraft	●	●	●	Ausdauer			

Organisatorische Voraussetzung

Geräte: Medizinball

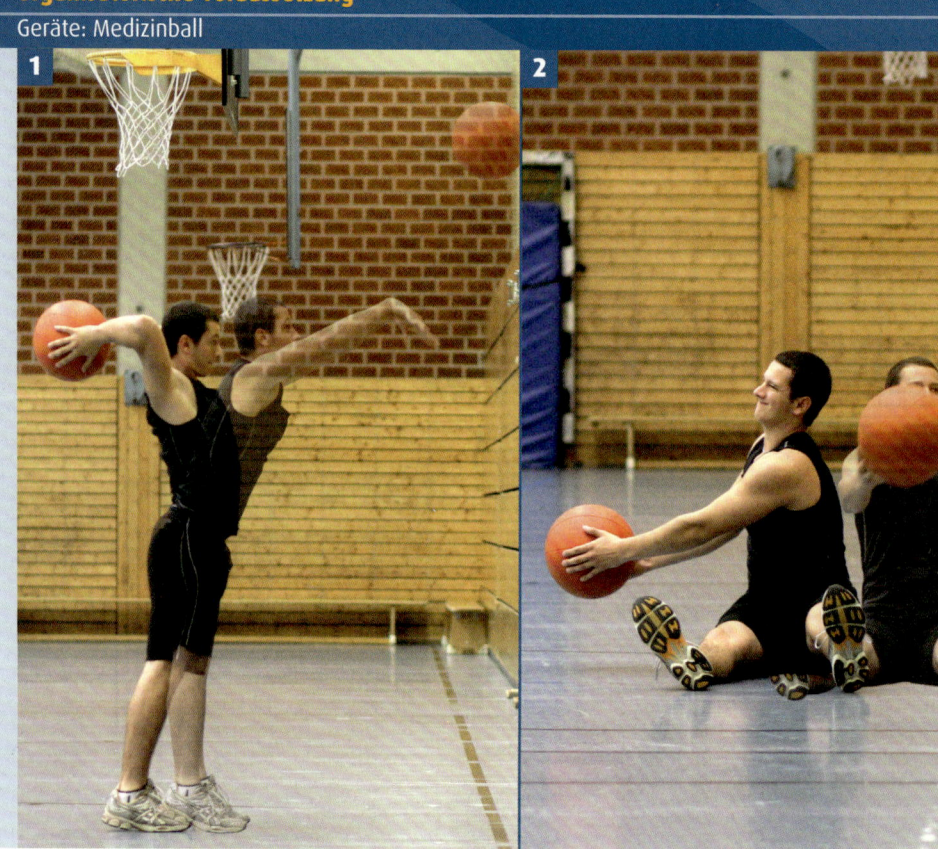

Organisation

- Jeder Sportler erhält einen Medizinball.
- Freie Aufstellung mit ausreichend seitlichem Abstand in alle Richtungen (2 bis 3 Meter).

Ablauf

- Beidhändiger Schlagwurf gegen die Wand aus verschiedenen frontalen Positionen:
  - aus dem Strecksitz
  - aus den Strecksitz nach dem Rumpfaufrichten aus der Rückenlage
  - aus dem Sitz auf den Knien, Hüfte ist oben (auch mit „Vorfallen" und Hinterhergehen des Rumpfes)
  - aus dem Kniestand mit einbeinig vorgestelltem Bein
  - aus dem Stand, parallel (s. Bild 1) oder in Schrittstellung
  - aus dem Angehen oder Anlaufen
  - wie zuvor, nur mit einseitigem Ausholen an der Körperseite zurück mit abschließendem Wurf über den Kopf nach vorn
- Nach dem Zurückprallen des Balles von der Wand Ball nimmt der Sportler den Ball auf und wirft erneut.

Variationen

- Alle vorgenannten Übungen (bis auf die Übung mit einseitigem Ausholen) können auch als beid- oder einhändige Stöße ausgeführt werden.
- Alle vorgenannten Übungen bis einschließlich des Standwurfs können mit einer seitlichen Schockwurfbewegung (gestreckte Arme) ein- oder beidhändig mit entsprechender Rumpfrotation ausgeführt werden.
- Einhändiger Stoß aus dem Hürdensitz
- Der Sportler ist im Strecksitz (auch mit angehobenen Beinen) parallel zur Wand. Aus einer seitlichen Ausholbewegung (Rumpfrotation) wird der Ball mit gestreckten Armen gegen die Wand geworfen (Schockwurf, s. Bild 2). Der Wurf kann ein- oder beidhändig erfolgen. Alternativ auch als Stoß.

Beachte

- Die Würfe erfolgen – je nach Ausgangsstellung mehr oder weniger deutlich – immer aus der Körperspannung mit einem verzögerten Wurfarmeinsatz. Die Hüfte darf sich erst zurückbewegen, wenn der Ball die Hand/die Hände verlassen hat.
- Der Körpereinsatz erfolgt immer über die Reihenfolge „Beine > Rumpf > Arme".
- Je mehr Körperteile (Beine, Rumpf) durch die Ausgangsstellung von der Beschleunigung ausgeschlossen sind, desto kraftorientierter und armbetonter wirkt die Übung. Bei mehr beteiligten Muskelgruppen wirkt sie „schneller" und koordinativer. Entsprechend muss der Wandabstand verändert werden!
- Bei seitlichen Würfen immer zu beiden Seiten üben!

3. **Im Sitz werfen, im Stand fangen**

Altersbereich				Könnensstufe			
bis 8 Jahre				Anfänger	🟠		
9 bis 12 Jahre	🟠	🟠		Freizeitsportler	🟠	🟠	
13 bis 15 Jahre	🟠	🟠		Fortgeschrittener	🟠	🟠	🟠
16 Jahre und älter	🟠	🟠	🟠	Könner	🟠	🟠	

Anforderungsprofil							
Koordination	🟠	🟠	🟠	Schnelligkeit	🟠	🟠	🟠
Kraft	🟠	🟠		Ausdauer			

Organisatorische Voraussetzung
Geräte: Medizinball

Organisation

- Jeder Sportler erhält einen Medizinball.
- Freie Aufstellung mit ausreichend seitlichem Abstand in alle Richtungen (mind. 3 Meter).

Ablauf

- Der Sportler sitzt auf dem Boden und wirft den Ball senkrecht nach oben (s. großes Bild).
- Nach dem Wurf springt er sofort möglichst schnell auf und fängt den Ball, bevor dieser zu Boden fallen kann (s. kleines Bild).
- Danach setzt sich der Sportler wieder hin und wiederholt die Übung.

Variationen

- Die Wurfart wird vorgegeben:
  - Stoßen statt Werfen
  - ein- oder beidhändig
- Vor dem Fangen des Balles dreht sich der Sportler einmal um die eigene Achse.

Beachte

- Lassen Sie ausreichend Zeit zum Üben.
- Achten Sie auf genügend Abstand zu den Nachbarn.

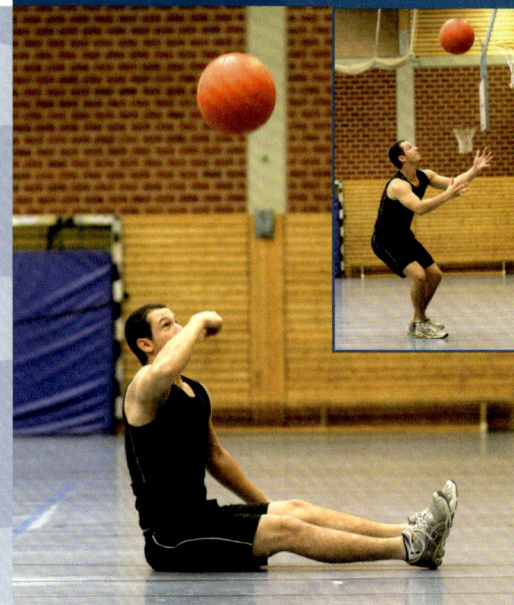

4. **Hinter dem Rücken**

Altersbereich				Könnensstufe			
bis 8 Jahre				Anfänger	🟡		
9 bis 12 Jahre	🟡	🟡		Freizeitsportler	🟡		
13 bis 15 Jahre	🟡	🟡	🟡	Fortgeschrittener	🟡	🟡	
16 Jahre und älter	🟡	🟡	🟡	Könner	🟡	🟡	🟡

Anforderungsprofil							
Koordination	🟡	🟡	🟡	Schnelligkeit			
Kraft	🟡			Ausdauer			

Organisatorische Voraussetzung

Geräte: Medizinball

Organisation

- Jeder Sportler erhält einen Medizinball.
- Freie Aufstellung mit ausreichend seitlichem Abstand in alle Richtungen (mind. 2 Meter).

Ablauf

- Im Stand wird der Ball mit beiden Händen zunächst vor dem Körper gehalten.
- Der Ball wird mit beiden Händen so nach oben geworfen, dass er im leichten Bogen über den Kopf nach hinten fliegt und dort mit beiden Händen – ohne Blickkontakt – aufgefangen werden kann.
- Von dort aus wird der Ball mit schneller und kurzer Armbewegung wieder zurück über den Kopf geworfen und vor dem Körper erneut aufgefangen.

Beachte

- Lassen Sie ausreichend Zeit zum Üben und Erfassen der richtigen Kraftdosierung!

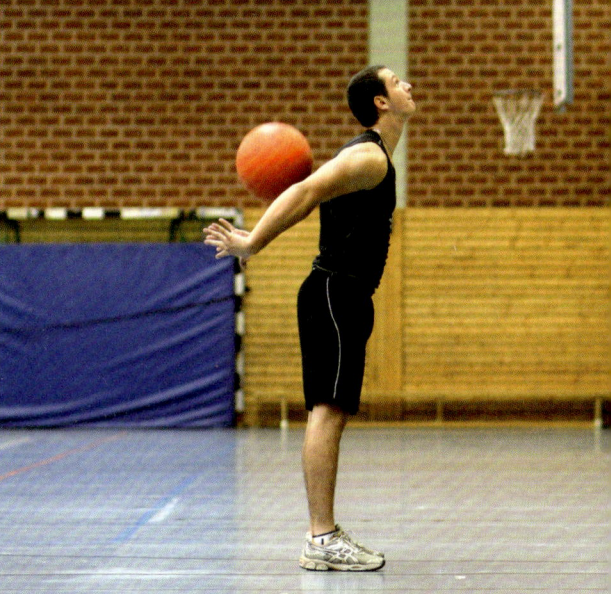

5. Werfen, rollen, fangen

Altersbereich				Könnensstufe			
bis 8 Jahre				Anfänger	●		
9 bis 12 Jahre	●	●	●	Freizeitsportler	●		
13 bis 15 Jahre	●	●	●	Fortgeschrittener	●	●	
16 Jahre und älter	●	●	●	Könner	●	●	●
Anforderungsprofil							
Koordination	●	●	●	Schnelligkeit	●	●	
Kraft	●			Ausdauer			

Organisatorische Voraussetzung

Geräte: Medizinball, Turnmatte

Organisation

- Jeder Sportler erhält einen Medizinball und eine Turnmatte.
- Freie Aufstellung mit ausreichend seitlichem Abstand in alle Richtungen (mind. 5 Meter).

Ablauf

- Der Sportler steht mit dem Ball in beiden Händen vor der Turnmatte und wirft den Ball nach vorn-oben (s. Bild 1).
- Danach führt er schnell eine Rolle vorwärts aus (s. Bilder 2 bis 5) und fängt den Ball auf, bevor er zu Boden fallen kann (s. Bild 6).

Variationen

- Verändern Sie die Zusatzübung: Statt der Rolle vorwärts muss der Sportler z. B. eine Rolle rückwärts, einen Strecksprung, einen Sprung mit Drehung, eine Drehung am Ort ausführen oder ein Rad schlagen.

- Geben Sie die Wurfart vor: Schockwurf oder Stoß, aber auch ein Schlagwurf auf den Boden, der dann nach oben abspringen muss, bevor die Zusatzaufgabe beginnt (geht nur mit einem springenden Medizinball aus Gummi).

Beachte

- Achten Sie auf ausreichend Sicherheitsabstand und stets hohe Aufmerksamkeit (auch gerade der Nicht-Übenden). Lassen Sie im Zweifelsfall in kleinen Gruppen nacheinander üben.

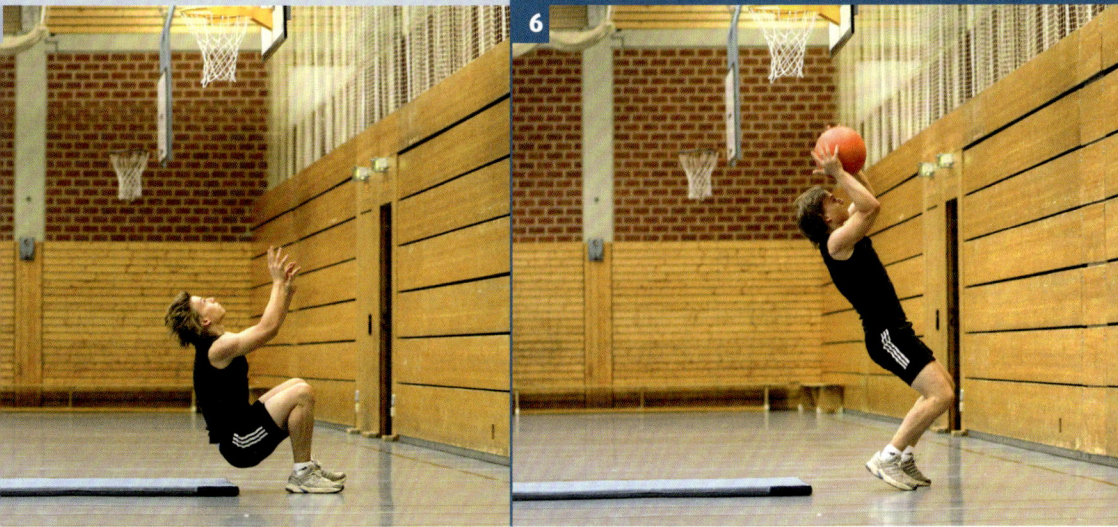

6. Ball und Körper im Gleichgewicht

Altersbereich				Könnensstufe			
bis 8 Jahre	🟡			Anfänger	🟡	🟡	
9 bis 12 Jahre	🟡	🟡	🟡	Freizeitsportler	🟡	🟡	🟡
13 bis 15 Jahre	🟡	🟡	🟡	Fortgeschrittener	🟡	🟡	🟡
16 Jahre und älter	🟡	🟡	🟡	Könner	🟡	🟡	🟡
Anforderungsprofil							
Koordination	🟡	🟡	🟡	Schnelligkeit	🟡		
Kraft	🟡			Ausdauer			

Organisatorische Voraussetzung

Geräte: Medizinbälle

1a ▶   **1b**

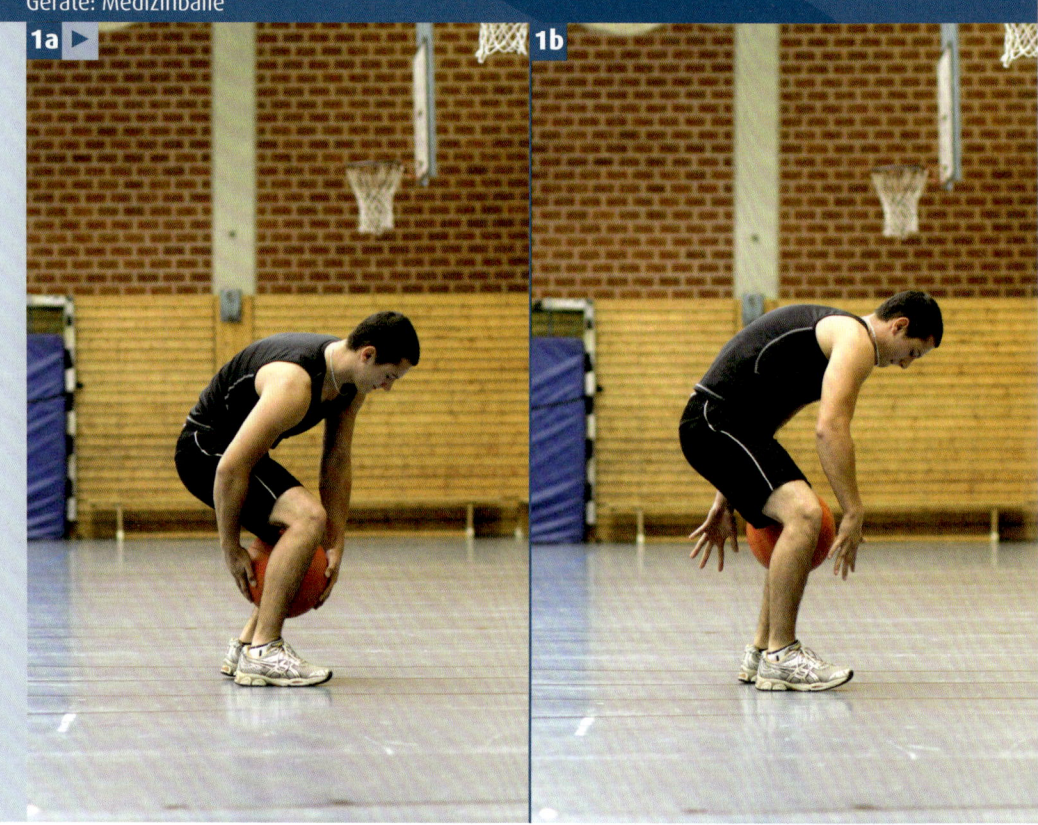

Organisation

- Jeder Sportler erhält einen Medizinball, für manche Varianten benötigt er auch einen zweiten Ball sowie einen Physioball.
- Freie Aufstellung mit ausreichend seitlichem Abstand in alle Richtungen (mind. 3 Meter).

Ablauf

- Der Sportler steht breitbeinig und hält den Ball mit beiden Händen zwischen den Knien. Eine Hand greift von vorn, die andere von hinten, um den Ball los zu lassen und blitzschnell den Griff zu wechseln, ohne dass der Ball zu Boden fällt. D. h., die vormals hintere Hand greift nun von vorn und umgekehrt. Anschließend erneute Griffwechsel, später mit zunehmendem Tempo (s. Bilder links).
- Den Ball balancieren:
  - Den Ball einhändig auf der Handaußenfläche liegend balancieren.
  - Den Ball beidhändig vor dem Körper halten und einen zweiten, darauf liegenden Ball balancieren (s. Bild 2).
  - Im einbeinigen Stand den auf dem Boden liegenden Ball mit dem freien Fuß um das Standbein rollen (s. Bild 3).

Variation

- Balancierübungen auch im einbeinigen Stand
- Balancierübungen und Ballkreisen auch in den verschiedenen Formen mit Sitz auf einem Physioball. Dabei mit einem oder beiden Füßen abstützen.

Beachte

- Beachten Sie bei der Wahl des Balles darauf, dass die Bewegungskontrolle wichtiger ist als das Gewicht des Balles!
- Lassen Sie immer beidseitig üben (Drehrichtung, Händigkeit und Standbein)!

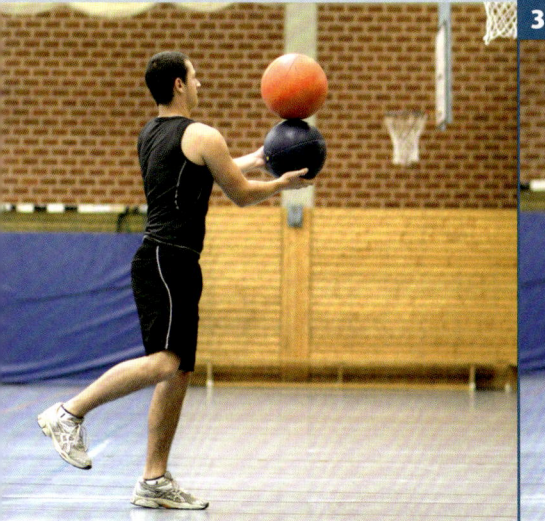
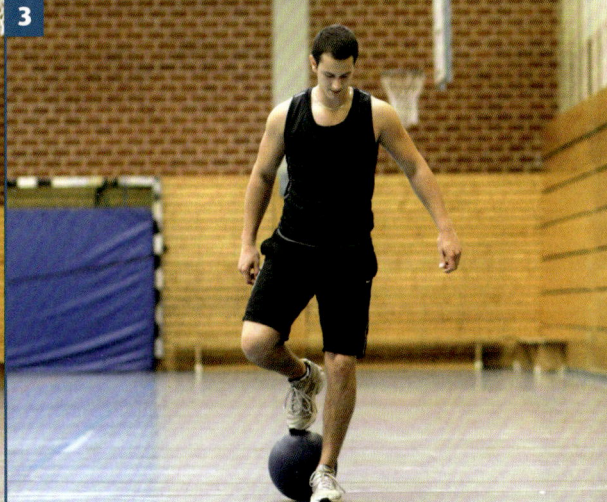

7. Lauf-ABC und Laufen mit Balltragen

Altersbereich				Könnensstufe			
bis 8 Jahre	●			Anfänger	●		
9 bis 12 Jahre	●	●	●	Freizeitsportler	●	●	
13 bis 15 Jahre	●	●	●	Fortgeschrittener	●	●	●
16 Jahre und älter	●	●	●	Könner	●	●	●

Anforderungsprofil							
Koordination	●	●	●	Schnelligkeit	●	●	●
Kraft	●	●		Ausdauer			

Organisatorische Voraussetzung
Geräte: Medizinbälle, Bank, Markierungshütchen o. Ä.

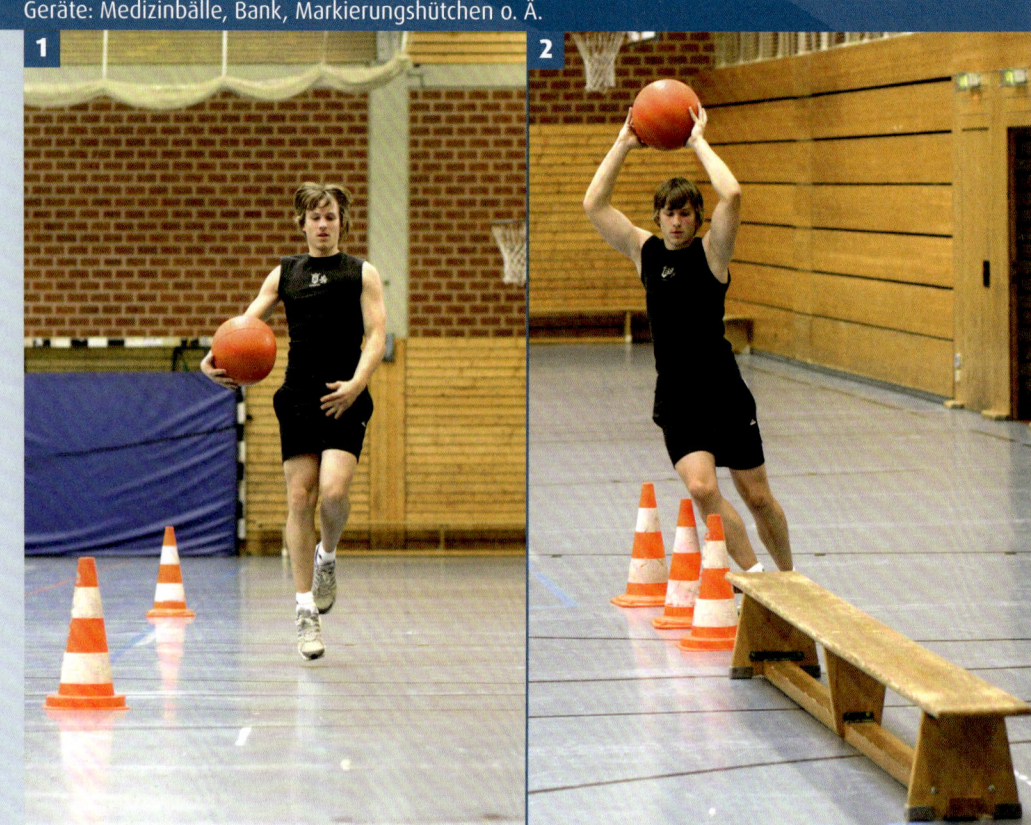

Organisation

- Markieren Sie eine Laufstrecke, z. B. über 10 bis 15 Meter (je nach Könnensstand), sodass die Sportler einzeln oder in kleinen Gruppen nebeneinander laufen können. – Laufen mehrere Sportler nebeneinander, sollte der seitliche Abstand mehr als die doppelte Armlänge betragen.
- Für jeden Sportler wird ein Medizinball (bei einer Variante auch zwei) benötigt.
- Bei Durchführung in Kleingruppen kann es ausreichen, wenn die Sportler der jeweils aktiven Gruppe je einen Ball haben und diesen dann an die nächste Gruppe weiterreichen.

Ablauf

- Der Sportler führt die gängigen Übungen des Lauf-ABC (Fußgelenkarbeit, Skipping, Kniehebelauf, Anfersen usw.) durch und erledigt dabei verschiedene Zusatzaufgaben mit dem Medizinball:
  – Ball mit beiden Händen halten und die gestreckten Arme senkrecht nach oben oder schulterhoch nach vorn halten.
  – Ballkreisen um die Hüfte bzw. den Rumpf (beide Richtungen beachten, s. Bild 1).
  – In jeder Hand ist ein Ball, dann beide Arme schulterhoch gestreckt zur Seite halten.

Variationen

- Variieren Sie die Lauf-ABC-Übungen bzgl. der Bewegungsrichtung, üben Sie an der Koordinationsleiter usw. – Die Zusatzaufgaben mit dem Ball bleiben erhalten.

- Bauen Sie auf der Strecke Hindernisbahnen z. B. mit Kästen, Bänken, Stangen auf, die mit diesen Aufgaben durchlaufen werden müssen:
  – Tragen eines Medizinballes (frei, ohne Vorgabe)
  – Medizinball in Hoch- oder Vorhalte
  – je einen Medizinball auf den nach außen gestreckten Händen
  – mit Ballkreisen um die Hüfte
- Ausführung wie zuvor, nur mit verschiedenen Bewegungsformen wie Gehen, Laufen oder Lauf-ABC-Übungen
- Ausführung wie zuvor, jetzt mit verschiedenen Zusatzaufgaben wie Übersteigen (Bänke und Kästen), Überlaufen oder Auf- und Absteigen (Bänke und Kästen), Umlaufen (Kästen und Slalomstangen) oder Balancieren (Turnbank; s. Bild 2).

Beachte

- Wählen Sie nicht zu schwere Bälle – eine gute Körperhaltung muss immer erhalten bleiben!
- Wählen Sie Hindernisse und Aufgaben immer so aus, dass sie sicher beherrscht werden!

8. Schwünge mit dem Ball

Altersbereich				Könnensstufe			
bis 8 Jahre	●			Anfänger	●	●	
9 bis 12 Jahre	●	●	●	Freizeitsportler	●	●	●
13 bis 15 Jahre	●	●	●	Fortgeschrittener	●	●	●
16 Jahre und älter	●	●	●	Könner	●	●	●
Anforderungsprofil							
Koordination	●			Schnelligkeit			
Kraft	●	●	●	Ausdauer			

Organisatorische Voraussetzung

Geräte: Medizinball

1

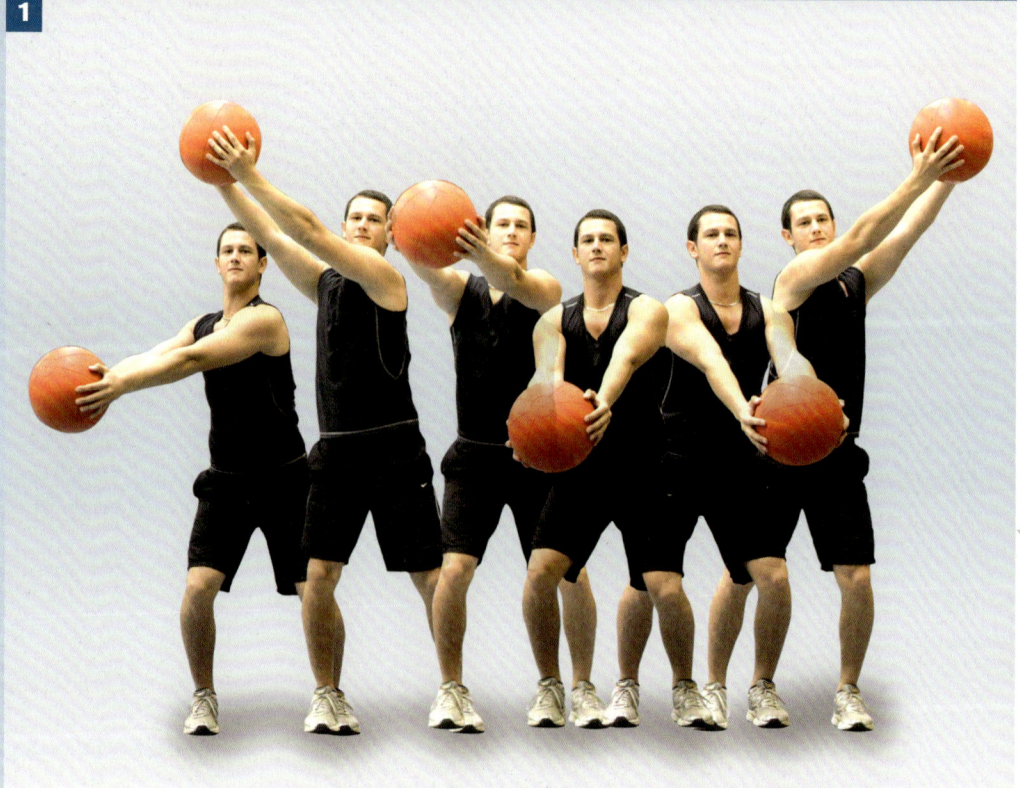

Organisation

- Jeder Sportler erhält einen Medizinball.
- Freie Aufstellung mit ausreichend seitlichem Abstand in alle Richtungen (mind. 3 Meter).

Ablauf

- Der Sportler steht aufrecht, hält den Ball in beiden Händen und schwingt mit langen Armen vor dem Rumpf und „schreibt" so mit dem Medizinball liegende Achten in die Luft (s. Bild 1).

Variationen

- Übung wie zuvor, nur im Langsitz auf dem Boden oder im Sitz auf einem Kasten.
- Ausgangsstellung ist der Langsitz. Mit Rumpfrotation und langen Armen

– tippt der Sportler den Ball abwechselnd rechts und links in Verlängerung der Hüftachse auf den Boden;
– schwingt der Sportler den Ball abwechselnd links und rechts möglichst weit nach hinten (bei aufrechtem Rumpf, s. Bild 2).
- Im Grätschstand schwingt der Sportler den Ball mit beiden Armen nach oben und unten („Holzhacken").

Beachte

- Achten Sie auf eine dauerhafte Rumpfspannung während der gesamten Bewegungsdurchführung.
- Die Bewegungen sollten immer in ruhiger und kontrollierter Geschwindigkeit durchgeführt werden.

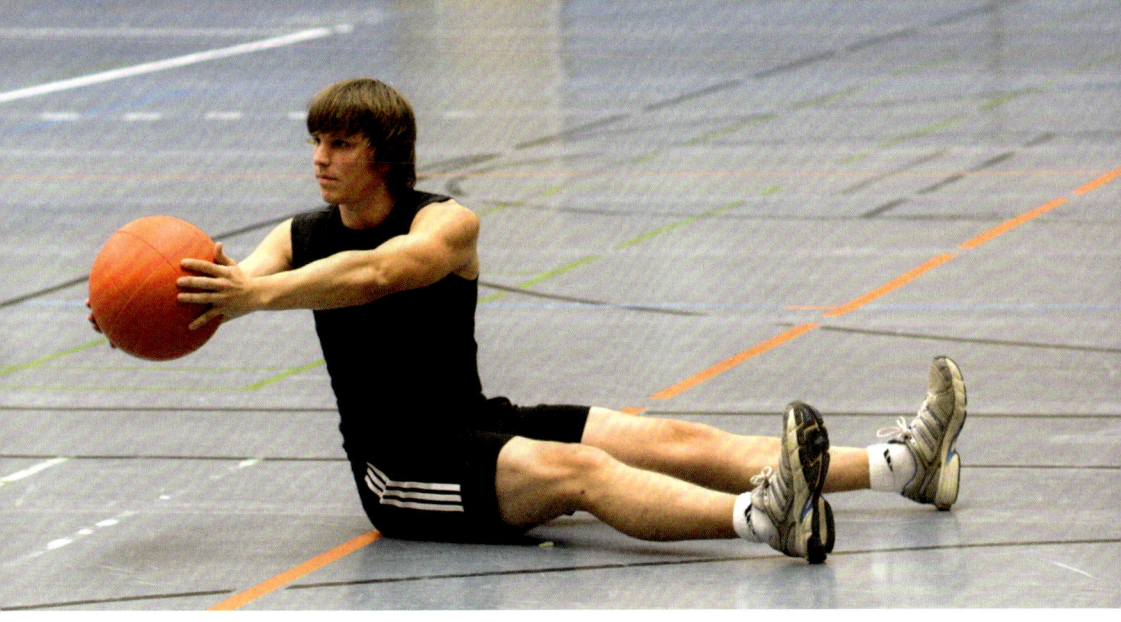

9. **Ball im Netz**

Altersbereich				Könnensstufe			
bis 8 Jahre	🟠			Anfänger	🟠	🟠	
9 bis 12 Jahre	🟠	🟠		Freizeitsportler	🟠	🟠	
13 bis 15 Jahre	🟠	🟠	🟠	Fortgeschrittener	🟠	🟠	
16 Jahre und älter	🟠	🟠	🟠	Könner	🟠	🟠	🟠

Anforderungsprofil							
Koordination	🟠	🟠	🟠	Schnelligkeit			
Kraft	🟠	🟠		Ausdauer			

Organisatorische Voraussetzung

Geräte: Medizinball, Ballnetz o. ä.

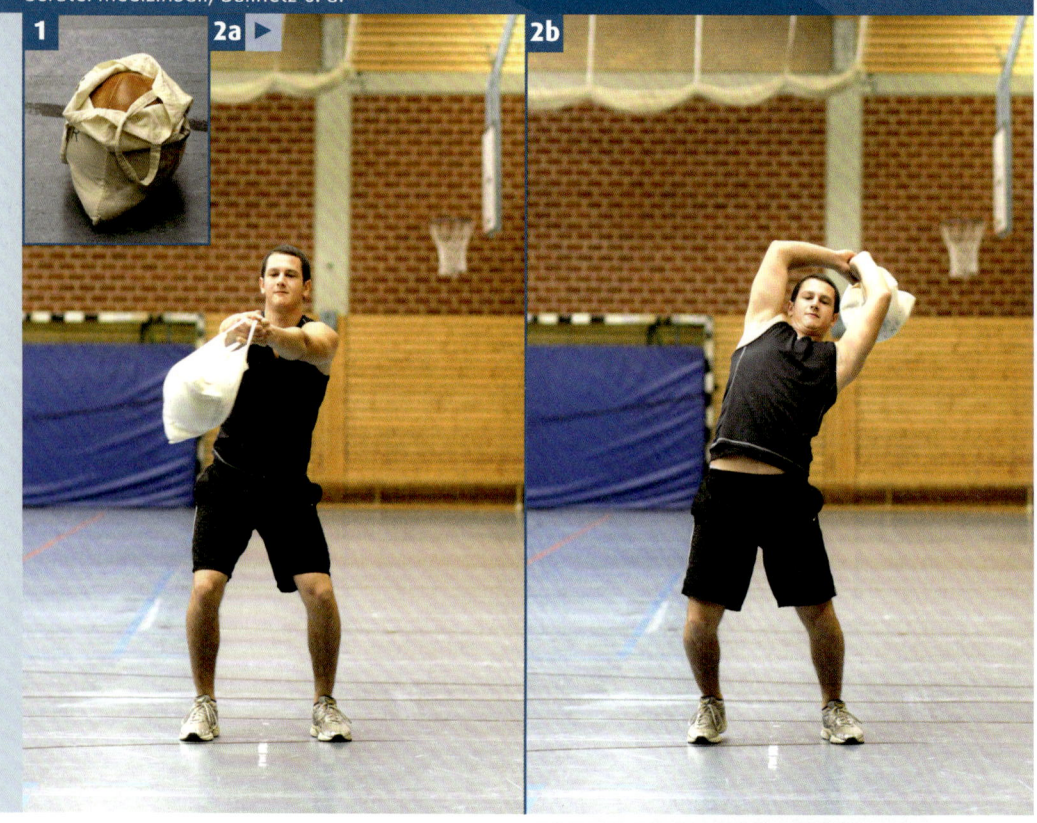

Organisation

- Jeder Sportler erhält einen Medizinball, der z. B. in ein Ballnetz oder eine Baumwolltasche gesteckt wurde (s. Bild 1).
- Aus Sicherheitsgründen wird einzeln nacheinander geübt (oder mit Mindestabstand von 10 Metern) und Blickkontakt gehalten.

Ablauf

- Der Sportler steht beidbeinig mit aufrechtem Rumpf und leicht gebeugten Knie- und Hüftgelenken. Eine Hand fasst den Griff der Tasche, die andere Hand umgreift diese Griffhand von außen.
- Nun lässt der Sportler im sicheren Stand das Gerät auf möglichst weitem Radius kreisen: Die Arme sind vor dem Körper gestreckt und über dem Kopf gebeugt (s. Bildreihe 2a bis 2b).
- Es gibt in der Umlaufbahn einen Tiefpunkt vor dem Körper und einen Hochpunkt hinter dem Kopf (vergleichbar mit dem Anschwingen beim Hammerwerfen in der Leichtathletik).

Variationen

- Schwingen wie zuvor, aber durch eine leichte Rumpfrotation lässt der Sportler den Tiefpunkt der Umlaufbahn leicht nach links und rechts wandern.
- Schwingen wie in der Grundübung (Tiefpunkt wieder frontal). Wenn der Ball den Tiefpunkt durchlaufen hat, setzt der Sportler nach folgendem Muster kleine Schritte nach vorn

s. Bild 3): einen Fuß vor, den zweiten wieder parallel daneben stellen und danach erneute Kreisschwünge ausführen.
- Übung wie zuvor, aber pro Kreisschwung immer einen Schritt ausführen.
- Übungen wie zuvor, aber nicht nur vorwärts, sondern auch rück- oder seitwärts gehen.
- Einarmige Ausführungen, dabei auch in die andere Richtung drehen.

Beachte

- Eine in Knie- und Hüftgelenken leicht gebeugte Körperposition bei gleichzeitig aufrechtem Rumpf (leichtes „Sitzen") erleichtert die kontrollierte Ausführung. Auch die vor dem Körper gestreckten Arme erleichtern die Ausführung durch eine längere Umlaufzeit.
- Achten Sie auf durchgängige Rumpfspannung und ständigen Bodenkontakt der Füße.

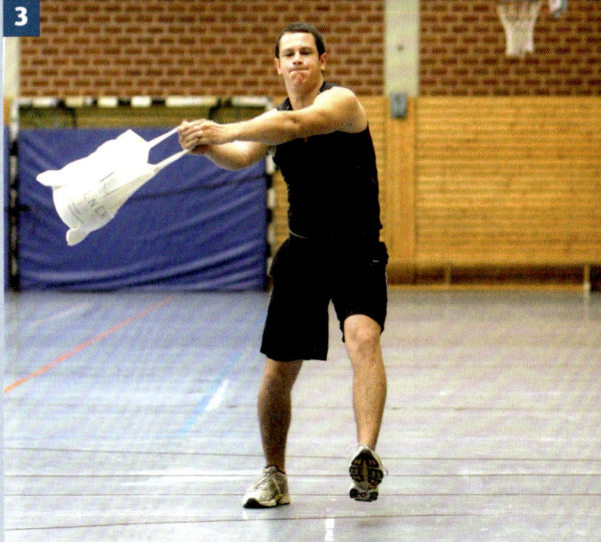

3

10. Sprünge mit Ball / Springen und Fangen

Altersbereich				Könnensstufe			
bis 8 Jahre				Anfänger			
9 bis 12 Jahre	●			Freizeitsportler	●		
13 bis 15 Jahre	●	●		Fortgeschrittener	●	●	
16 Jahre und älter	●	●	●	Könner	●	●	●
Anforderungsprofil							
Koordination	●	●		Schnelligkeit	●		
Kraft	●	●	●	Ausdauer			

Organisatorische Voraussetzung

Geräte: Medizinball

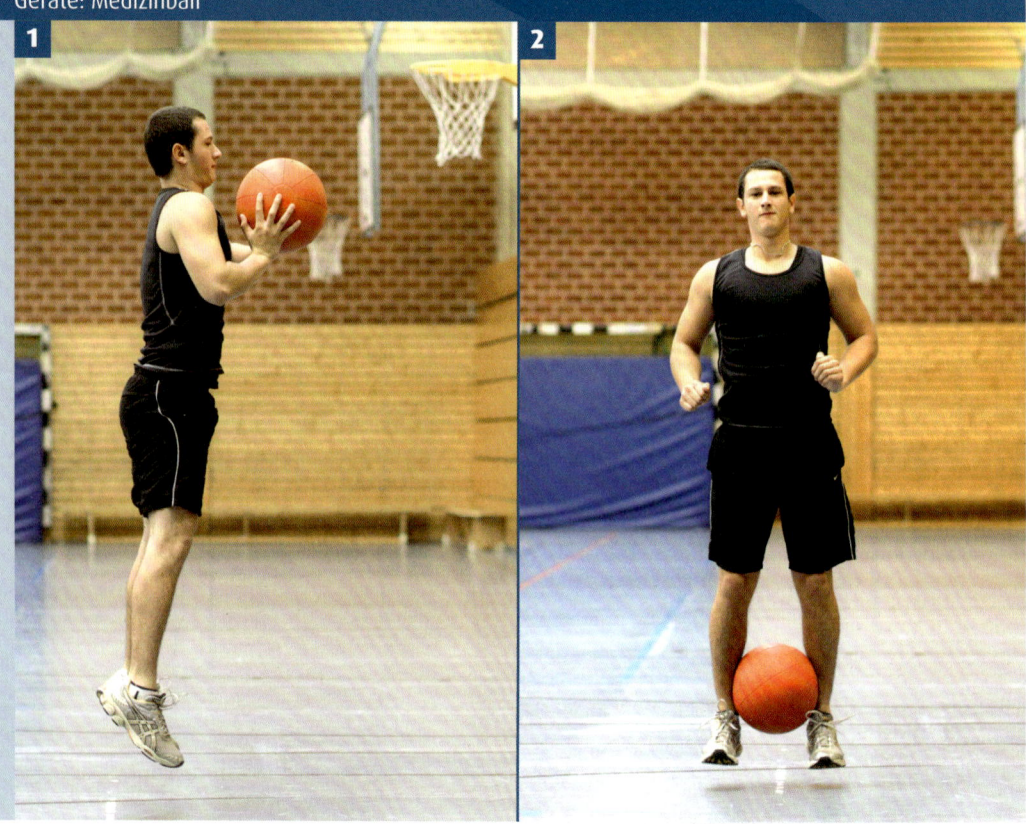

Organisation

- Jeder Sportler erhält einen Medizinball.
- Die Übungen werden auf einer ebenen Sprungfläche (z. B. Hallenboden) ausgeführt.
- Freie Aufstellung mit ausreichend seitlichem Abstand in alle Richtungen (mind. 3 Meter).

Ablauf

- Der Sportler hält den Ball mit beiden Armen fest vor der Brust und springt am Ort mit Strecksprüngen aus einer halben Kniebeuge auf und ab (s. Bild 1).

Variationen

- Durchführung wie zuvor, aber mit einer leichten Vorwärtsbewegung.
- Durchführung nicht als Strecksprung aus der Kniebeugung, sondern als Fußgelenksprung mit gestreckten Knien nur aus dem Fußgelenk heraus.
- Fußgelenksprünge wie zuvor, nur wird der Ball nicht mehr vor der Brust gehalten, sondern zwischen die Knöchel der Füße geklemmt und dort fixiert (s. Bild 2).
- Der Sportler klemmt sich den Ball zwischen seine Fußknöchel, springt wieder hoch, hockt jetzt aber die Beine im Flug an und lässt den Ball mit Schwung noch vorn-oben los (s. Bild 3). Ziel ist es, den Ball aufzufangen, bevor er auf den Boden fällt.
- Aufgabe wie zuvor, aber der Ball wird nun durch schnelles Anfersen nach hinten-oben geworfen. Vor dem Fangen muss sich der Sportler also zusätzlich noch schnell drehen.

Beachte

- Wählen Sie die Bälle nicht zu groß und nicht zu schwer. Entscheidend ist nicht das Gewicht, sondern die einwandfreie Durchführung der Sprünge und auch der Landungen.
- Lassen Sie im Bedarfsfall bei den letzten Varianten zuerst nur das Hochwerfen üben.

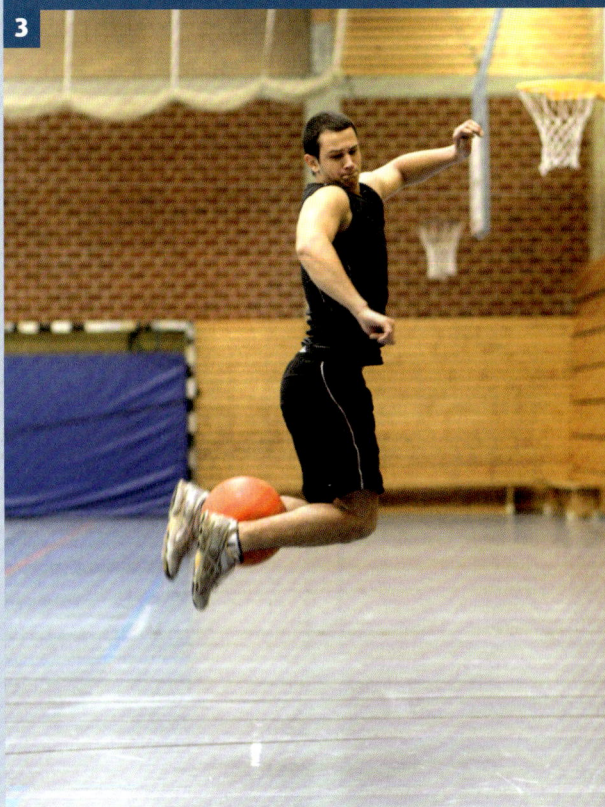

3

11. **Mit den Händen auf dem Ball**

Altersbereich				Könnensstufe			
bis 8 Jahre				Anfänger			
9 bis 12 Jahre	🟡			Freizeitsportler	🟡		
13 bis 15 Jahre	🟡	🟡		Fortgeschrittener	🟡	🟡	
16 Jahre und älter	🟡	🟡	🟡	Könner	🟡	🟡	🟡
Anforderungsprofil							
Koordination	🟡	🟡		Schnelligkeit			
Kraft	🟡	🟡	🟡	Ausdauer			

Organisatorische Voraussetzung

Geräte: Medizinball

Organisation

- Jeder Sportler erhält einen Medizinball.
- Freie Aufstellung mit ausreichend seitlichem Abstand in alle Richtungen (mind. 3 Meter).

Ablauf

- Der Sportler stützt sich mit beiden Händen auf dem Ball ab und fixiert so den gestreckten Körper. Zur allseitigen Wirkung erfolgt eine Stabilisierung nacheinander in vier Richtungen:
  - vorlings (mit Blick nach unten, s. Bild 1)
  - rücklings (mit Blick nach oben, s. Bild 2)
  - seitlings (einarmig, mit Blick zur Seite), nacheinander zu beiden Seiten

Variationen

- Stütz auf zwei Bällen, je einer für jede Hand (s. Bild 3).
- Zusätzlich zur Stabilisierung des gestreckt gehaltenen Körpers werden die Arme gebeugt und wieder gestreckt:
  - in der Vorlings-Position als Liegestützbewegung
  - in der Rücklings-Position als „Dip"
- Der Ball wird vom Sportler mit beiden Händen richtig festgehalten. Die oben beschriebene Liegestützbewegung wird jetzt so explosiv ausgeführt, dass der Sportler kurzzeitig mit dem Ball in beiden Händen den Bodenkontakt verliert (s. Bild 4), also einen kleinen Hüpfer ausführt. Nur für sehr gut Trainierte!

Beachte

- Nutzen Sie Bälle aus Gummi, damit diese auch prinzipiell wegrollen können und der Sportler genau dieses Wegrollen verhindern muss!
- Fordern Sie von den Sportlern eine dauerhafte Körperkontrolle, sowohl bei den statischen Stabilisierungs- als auch bei den bewegten Übungen. Hauptbeobachtungspunkt ist ein aus jeder Blickrichtung gestreckter Körper.

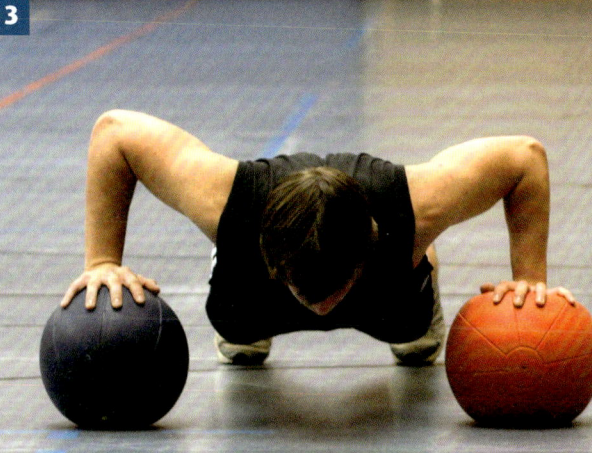

3

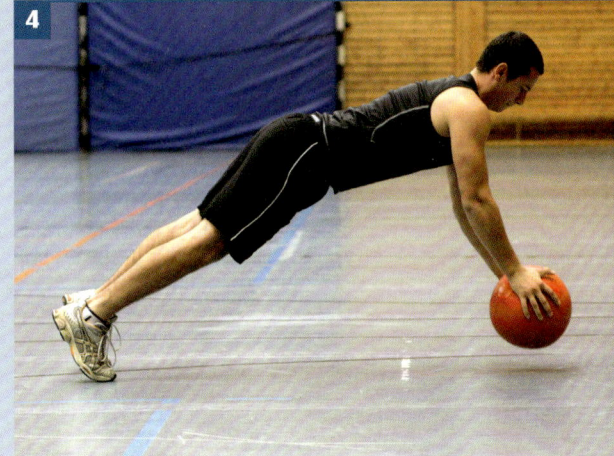

4

12. **Mit den Füßen auf dem Ball**

Altersbereich				Könnensstufe			
bis 8 Jahre				Anfänger			
9 bis 12 Jahre	🟠			Freizeitsportler	🟠		
13 bis 15 Jahre	🟠	🟠		Fortgeschrittener	🟠	🟠	
16 Jahre und älter	🟠	🟠	🟠	Könner	🟠	🟠	🟠
Anforderungsprofil							
Koordination	🟠	🟠	🟠	Schnelligkeit			
Kraft	🟠	🟠	🟠	Ausdauer			

Organisatorische Voraussetzung

Geräte: Medizinball

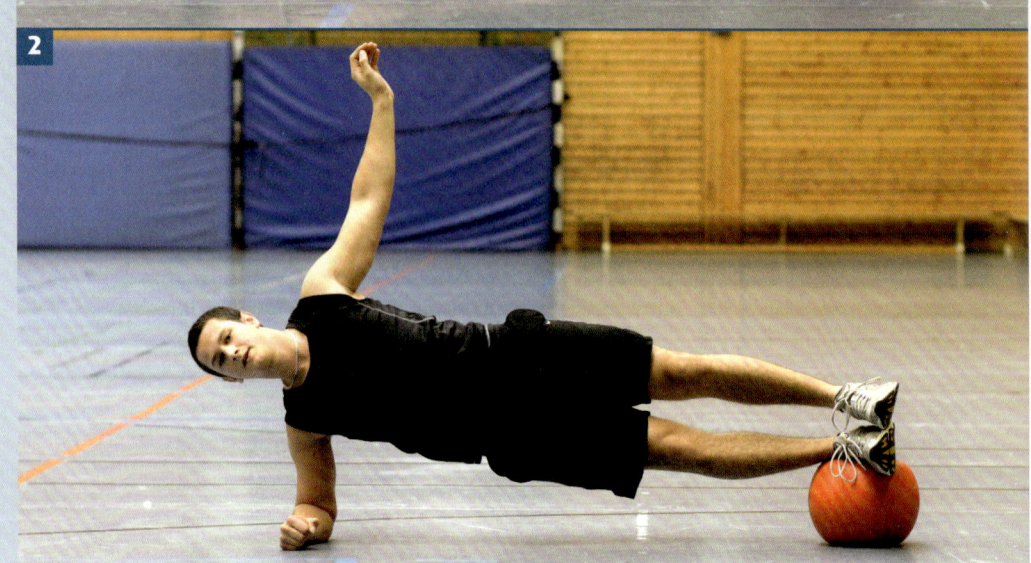

Organisation

- Jeder Sportler erhält einen Medizinball.
- Freie Aufstellung mit ausreichend seitlichem Abstand in alle Richtungen (mind. 3 Meter).

Ablauf

- Der Sportler stützt mit beiden Füßen auf dem Ball, mit den Händen auf dem Boden und fixiert so den gestreckten Körper. Zur allseitigen Wirkung erfolgt eine Stabilisierung nacheinander in vier Richtungen:
    - vorlings (mit Blick nach unten)
    - rücklings (mit Blick nach oben) auf den Unterarmen (s. Bild 1)
    - seitlings (einarmig auf dem Unterarm, mit Blick zur Seite), nacheinander zu beiden Seiten (s. Bild 2)

Variationen

- Im Liegestütz vorlings mit den Zehen auf dem Ball wandert der Sportler mit den Händen auf einem großen Kreis um den Ball herum. (s. Bild 3).
- Die Rücklings-Position wird auf den Schultern statt auf den Unterarmen gehalten.
- Ausführung wie zuvor, nur werden nicht die Fersen, sondern die Fußsohlen auf den Ball gelegt und die Kniegelenke dabei gebeugt. Der Sportler rollt jetzt den Ball abwechselnd einen halben Meter nach links und rechts, ohne die Hüftstreckung und Körperstabilisierung dabei aufzugeben (s. Bild 4).

Beachte

- Nutzen Sie Bälle aus Gummi, damit diese auch prinzipiell wegrollen können und der Sportler genau dieses Wegrollen verhindern muss!
- Fordern Sie von den Sportlern eine dauerhafte Körperkontrolle. Hauptbeobachtungspunkt ist ein aus jeder Blickrichtung gestreckter Körper bzw. bei den entsprechenden Varianten die gestreckte und fixierte Hüfte.

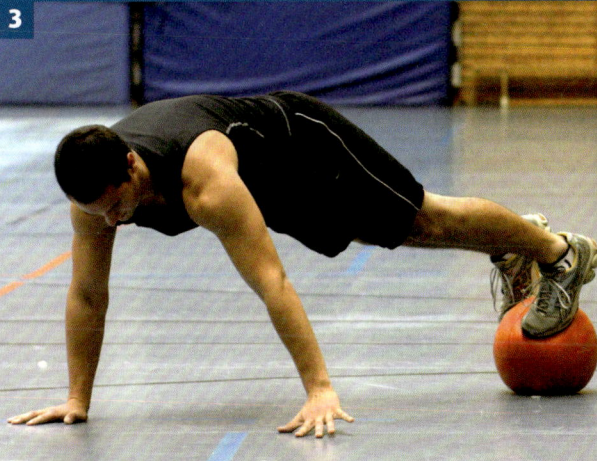

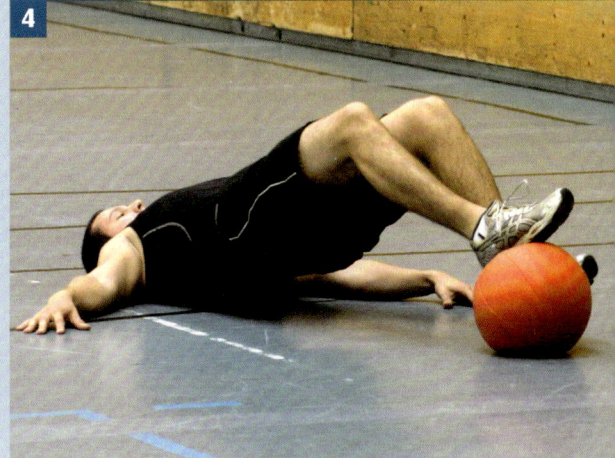

13. Scheibenwischer und Crunches

Altersbereich				Könnensstufe			
bis 8 Jahre				Anfänger	🟠	🟠	
9 bis 12 Jahre	🟠	🟠		Freizeitsportler	🟠	🟠	
13 bis 15 Jahre	🟠	🟠		Fortgeschrittener	🟠	🟠	🟠
16 Jahre und älter	🟠	🟠	🟠	Könner	🟠	🟠	🟠
Anforderungsprofil							
Koordination	🟠			Schnelligkeit			
Kraft	🟠	🟠	🟠	Ausdauer			

Organisatorische Voraussetzung

Geräte: Medizinball

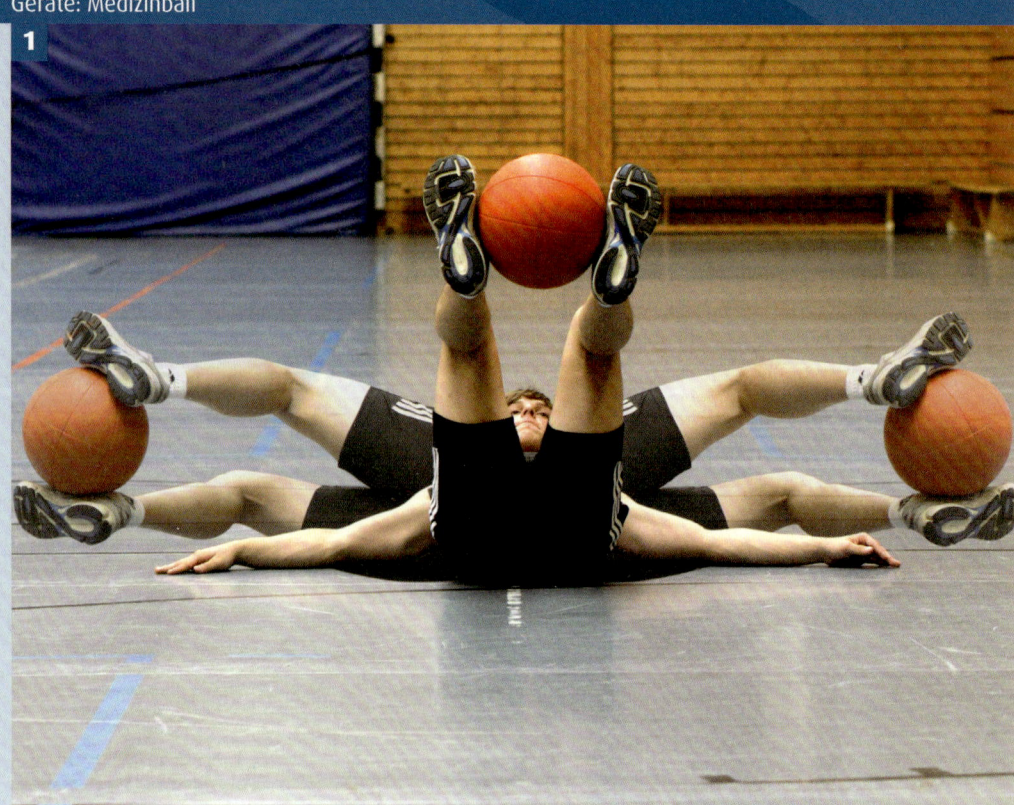

1

Organisation

- Jeder Sportler benötigt einen Medizinball und ausreichend Platz, auf dem er liegen kann.

Ablauf

- Der Sportler liegt auf dem Rücken, die Beine sind gebeugt angehoben mit rechten Winkeln in Hüft-, Knie- und Fußgelenken. Zwischen den Fußgelenken ist ein Medizinball eingeklemmt.
- Der Sportler bewegt die Beine in einer Scheibenwischerbewegung abwechselnd nach links und rechts, Rücken und Schultern bleiben dabei durchgängig auf dem Boden (s. Bild 1).

Variationen

- Ausführung wie zuvor, die Beine werden allerdings mit gestreckten Kniegelenken angehoben. Diese Beinstreckung wird auch während der Scheibenwischerbewegung beibehalten.

- Ausgangsstellung ähnlich wie in der Grundversion, jetzt sind die Füße aber auf dem Boden aufgesetzt. Der Ball ist nicht zwischen den Füßen, sondern beidseitig zwischen Ober- und Unterschenkel eingeklemmt. Dann wird wie bei den bekannten Crunches der Rumpf aufgerollt und wieder abgelegt (s. Bild 2). Der Ball bleibt dabei durchgängig eingeklemmt.

Beachte

- Die Scheibenwischer-Varianten unterscheiden sich in den Anforderungen an die Kraft (unterschiedlich lange Hebel).
- Die Crunch-Variante kontrolliert durch das Einklemmen des Balles das gezielte Ansprechen der Bauchmuskulatur.

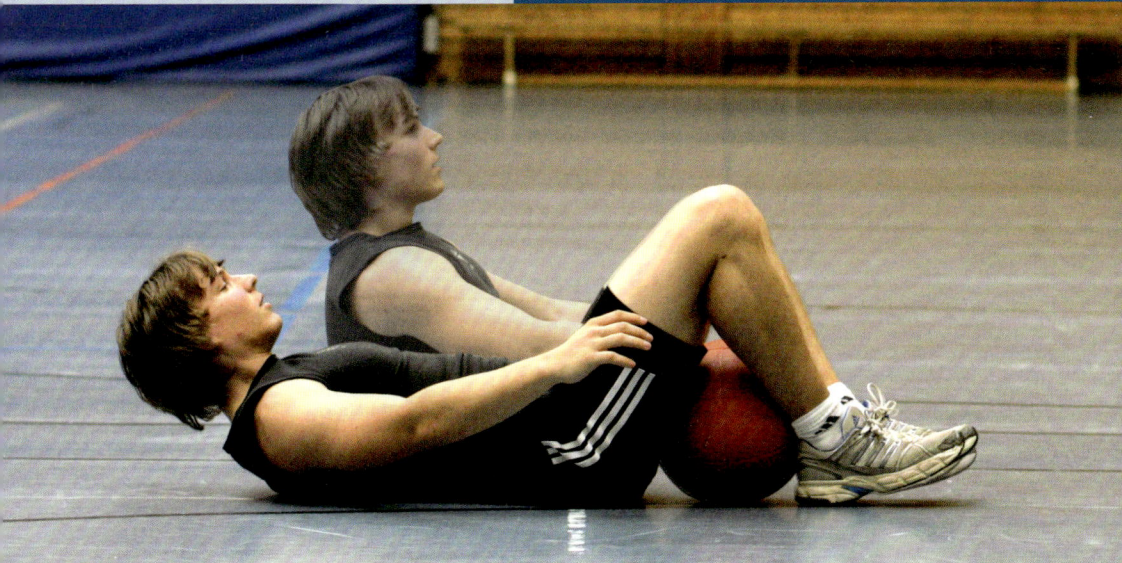

14. **Ball umlegen**

Altersbereich					Könnensstufe			
bis 8 Jahre					Anfänger			
9 bis 12 Jahre	🟡				Freizeitsportler	🟡	🟡	
13 bis 15 Jahre	🟡	🟡	🟡		Fortgeschrittener	🟡	🟡	🟡
16 Jahre und älter	🟡	🟡	🟡		Könner	🟡	🟡	🟡

Anforderungsprofil								
Koordination	🟡				Schnelligkeit			
Kraft	🟡	🟡	🟡		Ausdauer			

Organisatorische Voraussetzung

Geräte: Medizinball

Organisation

- Jeder Sportler benötigt einen Medizinball und einen Platz mit mind. 3 Meter Durchmesser.

Ablauf

- Der Sportler liegt auf dem Rücken. Die Beine sind gestreckt und die Arme mit dem Ball in den Händen gestreckt hinter dem Kopf (s. Bild 1).
- Der Sportler richtet seinen Rumpf auf (s. Bild 2), beugt sich nach vorn und legt den Ball vor den Füßen ab (s. Bild 3). Danach richtet er sich in den Langsitz auf (s. Bild 4), hebt die Beine an und dreht sich auf dem Gesäß (s. Bild 5) um 180 Grad zum erneuten Langsitz, sodass der Rücken zum liegenden Ball zeigt.
- Jetzt legt sich der Sportler wieder auf den Rücken und greift den Ball (s. Bild 6). Die Übung beginnt von vorn.

Variationen

- In der Ausgangsposition liegt der Ball vor den Füßen, er wird dann nach dem Vorbeugen ergriffen und hinter dem Kopf abgelegt. Danach erfolgt die bekannte Drehung. Danach erneuter Beginn.
- Im Langsitz wird der Ball zwischen den Füßen gehalten. Dann die Beine anheben und anziehen, eine halbe Drehung, Beine strecken und den Ball ablegen, Beine wieder anziehen und strecken, Ball ergreifen, Beine anheben und anziehen usw.

Beachte

- Ein Grundniveau an Rumpfkraft sollte für diese Übungen vorhanden sein. – Beobachtungsschwerpunkte sind eine durchgängig und ausreichende Ganzkörperspannung. Achten Sie darauf, dass die Lendenwirbelsäule nicht überstreckt ist!
- In der Grundversion werden durch den Ball vermehrt die Muskeln der Rumpfvorderseite, in der ersten Variante mehr die der Rückseite beansprucht, auch wenn für beiden Versionen alle Muskeln benötigt werden!

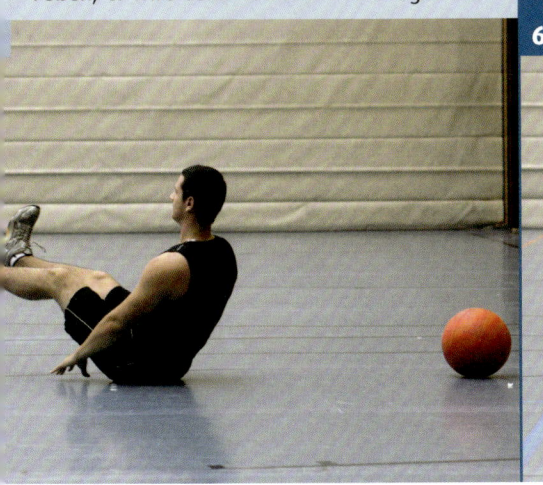

6

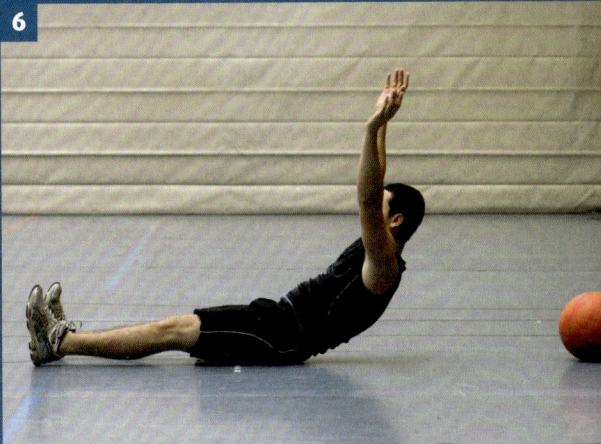

15. Kniebeugen mit dem Medizinball

Altersbereich				Könnensstufe			
bis 8 Jahre				Anfänger	●		
9 bis 12 Jahre	●	●		Freizeitsportler	●		
13 bis 15 Jahre	●	●	●	Fortgeschrittener	●	●	
16 Jahre und älter	●	●	●	Könner	●	●	●
Anforderungsprofil							
Koordination	●	●		Schnelligkeit			
Kraft	●	●	●	Ausdauer			

Organisatorische Voraussetzung

Geräte: Medizinball

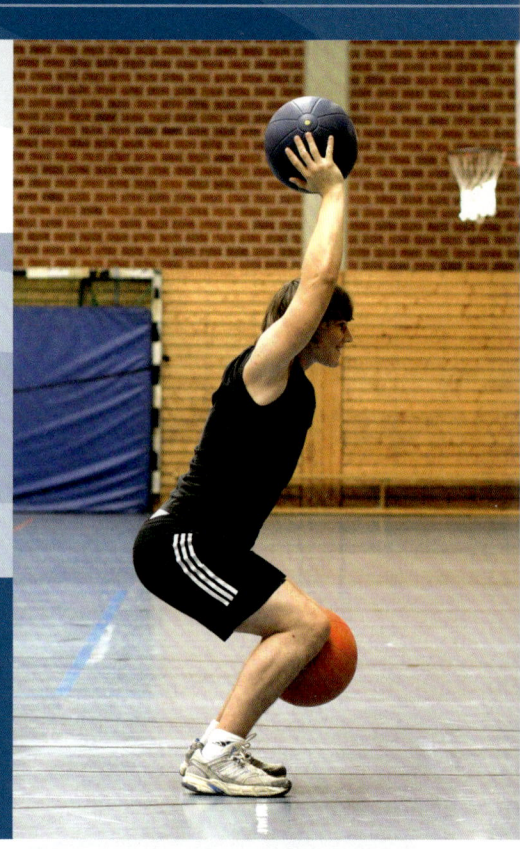

Organisation

● Jeder Sportler erhält einen Medizinball.

Ablauf

● Der Sportler hält im schulterbreiten Stand den Ball mit beiden Händen und gestreckten Armen senkrecht nach oben und führt so Kniebeugen aus.

Variation

● Ein kleiner Medizinball wird zwischen den Knien fixiert und darf während der Kniebeugen nicht auf den Boden fallen (s. Bild).

Beachte

● Fordern Sie stets eine saubere Bewegung: ganzsohliger Bodenkontakt, stabile Beinachsen, gestreckter Rumpf mit Körperspannung, möglichst aufrechte Haltung mit Blick nach vorn-oben und senkrechte, gestreckte Arme.

16. Ausfallschritte

Altersbereich				Könnensstufe			
bis 8 Jahre	🟡			Anfänger	🟡		
9 bis 12 Jahre	🟡	🟡		Freizeitsportler	🟡	🟡	
13 bis 15 Jahre	🟡	🟡	🟡	Fortgeschrittener	🟡	🟡	🟡
16 Jahre und älter	🟡	🟡	🟡	Könner	🟡	🟡	🟡

Anforderungsprofil							
Koordination	🟡			Schnelligkeit			
Kraft	🟡	🟡	🟡	Ausdauer			

Organisatorische Voraussetzung
Geräte: Medizinball

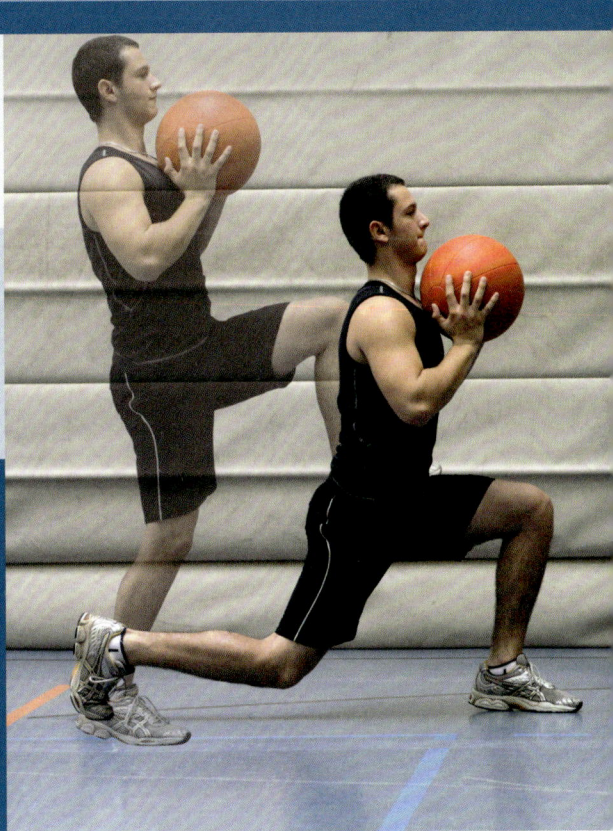

Organisation

● Jeder Sportler benötigt einen Medizinball und eine ausreichend große, ebene und rutschfeste Übungsfläche.

Ablauf

● Aus dem Stand werden ruhige Ausfallschritte nacheinander genau geradeaus nach vorn durchgeführt. Der Ball wird dabei ruhig vor der Brust gehalten.

Beachte

● Die Übung wird bei durchgängiger Ganzkörperspannung mit aufrechtem Rumpf und Druck der Hände von außen gegen den Medizinball durchgeführt
● Achten Sie auf die Beinachsenstabilität!
● Spitze Kniewinkel sollten vermieden werden: Das vordere Knie ist nie vor, sondern höchstens über der jeweiligen Fußspitze.

1. Liegestütz-Wackler mit und ohne Transport

Altersbereich				Könnensstufe			
bis 8 Jahre	🟠			Anfänger	🟠		
9 bis 12 Jahre	🟠	🟠	🟠	Freizeitsportler	🟠	🟠	
13 bis 15 Jahre	🟠	🟠	🟠	Fortgeschrittener	🟠	🟠	🟠
16 Jahre und älter	🟠	🟠	🟠	Könner	🟠	🟠	🟠

Anforderungsprofil							
Koordination	🟠	🟠	🟠	Schnelligkeit			
Kraft	🟠	🟠	🟠	Ausdauer			

Organisatorische Voraussetzung

Geräte: Medizinball, Markierungshütchen und Stäbe o. Ä. (für Variation)

1

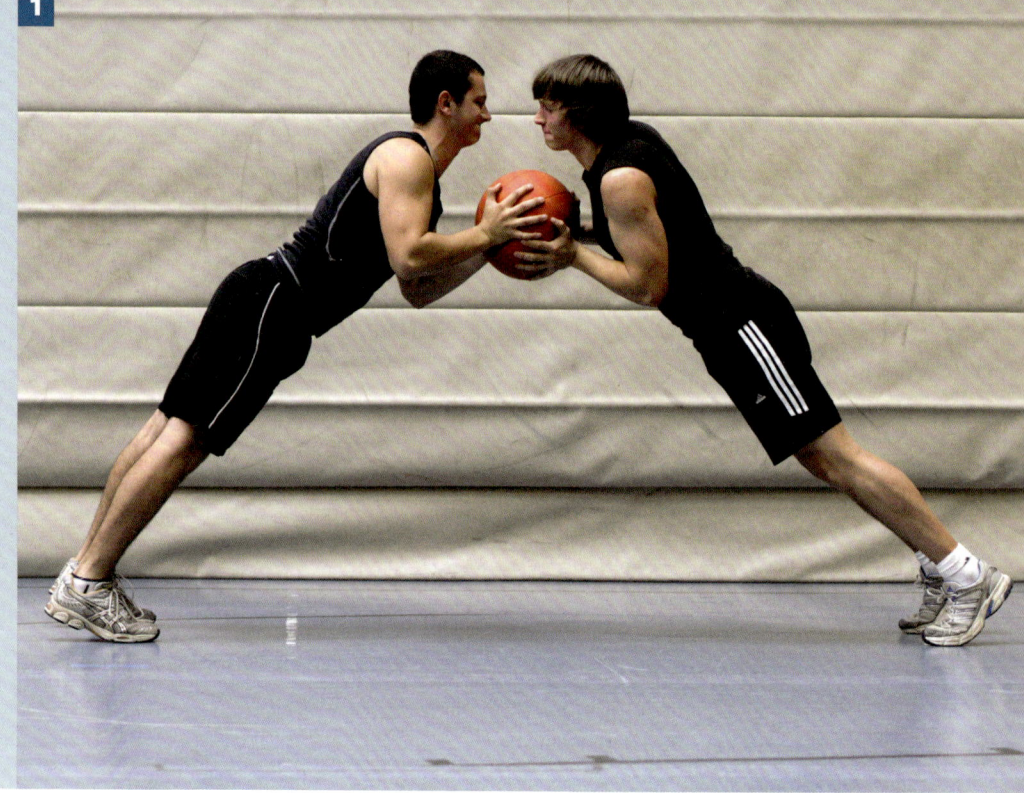

Organisation

- Jedes Paar erhält einen Medizinball.
- Sie benötigen eine rutschfeste Standfläche mit viel Platz und für die Varianten weitere Kleingeräte.

Ablauf

- Ausgangsstellung: Die beiden Partner stehen sich auf den Fußballen gegenüber und halten gemeinsam mit gestreckten Armen den Ball mit allen vier Händen zwischen sich in Schulterhöhe. Beide haben dabei eine Ganzkörperspannung.
- Aus dieser Position gehen die Partner mit kleinen Schritten so weit wie möglich rückwärts. Dort wird die Ganzkörperspannung bei gestreckten Körpern ausbalanciert und bis zu 30 Sekunden gehalten.

Variationen

- Ausgangsposition und Beginn wie zuvor, in der Endposition führen Beide synchron Liegestützbewegungen durch (Beugen – s. Bild 1 – und Strecken der Arme), die wieder gemeinsam ausbalanciert werden müssen.
- Ausgangsposition und Anfang wie zuvor, in der gestreckten Endposition transportieren die Partner den Ball mit kleinen Seitwärtsschritten über eine vorgegebene Strecke (s. Bild 2).
- Übung wie zuvor, die Strecke ist aber mit geeignetem Material so markiert, dass fächerförmig zwei Linien immer weiter auseinander laufen. Die Partner stehen anfangs über dem schmalen Fächerende und transportieren den Ball seitwärts über den immer breiter werdenden Fächer, ohne diesen zu betreten.
- Übung wie zuvor, auf der Strecke befinden sich aber kleine flache Hindernisse, z. B. Schaumstoffstreifen, die „überwunden" werden müssen.
- Variante mit vier oder mehr Sportlern und nur einem Ball: Die ersten beiden fixieren den Ball im „Liegestütz" wie gewohnt, die beiden nächsten stellen sich daneben und übernehmen den Ball, dann folgt ein weiteres Paar (oder das erste, das sich auf der anderen Seite angeschlossen hat).

Beachte

- Beide Partner halten durchgängig im ganzen Körper Spannung und stehen immer auf den Fußballen (Fersen angehoben), die Hüfte bleibt vorne und ist gestreckt.
- Es ist wichtiger, gemeinsam die Körperkontrolle zu halten als eine weit auseinandergezogene Position zu erreichen.

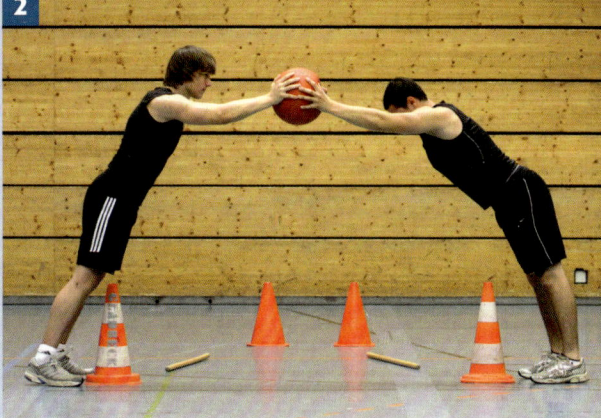

2

2. **Kniebeugensitz und -transport**

Altersbereich				Könnensstufe			
bis 8 Jahre				Anfänger	🟠		
9 bis 12 Jahre	🟠	🟠		Freizeitsportler	🟠	🟠	
13 bis 15 Jahre	🟠	🟠	🟠	Fortgeschrittener	🟠	🟠	🟠
16 Jahre und älter	🟠	🟠	🟠	Könner	🟠	🟠	🟠
Anforderungsprofil							
Koordination	🟠	🟠	🟠	Schnelligkeit			
Kraft	🟠	🟠	🟠	Ausdauer			

Organisatorische Voraussetzung

Geräte: Medizinball

1a ▶

1b

Organisation

- Jedes Paar erhält einen Medizinball, für eine der Varianten auch weitere Bälle.
- Sie benötigen eine rutschfeste Standfläche.

Ablauf

- Die beiden Partner stehen Rücken an Rücken, durch gegenseitigen Druck auf den Ball wird dieser auf Höhe der Schulterblätter fixiert.
- Die Arme sind vor der Brust verschränkt.
- Beide beugen langsam die Knie, die Füße werden in kleinsten Schritten (aus Sicht des Einzelnen) nach vorn gesetzt, bis eine Kniebeugenposition mit waagerechten Oberschenkeln erreicht ist. Dort balancieren sich die beiden aus und halten diese Position.

Variationen

- Kniebeugenposition wie zuvor, beide Sportler klemmen jeweils einen weiteren Ball (Medizin- oder Gymnastikball) zwischen ihre Knie und fixieren ihn dort (s. Bildreihe links).
- Ausgangsstellung wie in der Grundversion mit dem Ball zwischen den Schultern. So transportieren die Partner den Ball mit kleinen Schritten langsam seitwärts über eine vorgegebene Strecke.
- Übung wie zuvor, auf der Strecke stehen zusätzlich kleine flache Hindernisse.
- Kniebeugenposition wie zuvor, aber ohne Ball zwischen den Schultern. Stattdessen stehen die Partner Rücken an Rücken mit durchgängigen Körperkontakt von den Schultern bis zum Gesäß. In dieser Position umkreist der Medizinball Rumpf oder Kopf, indem er von Partner zu Partner weitergereicht wird (s. Bild 2).

Beachte

- Beide Übenden halten durchgängig Körperspannung und balancieren die Position gemeinsam aus.
- Achten Sie auf stets funktionale Bewegungsausführung bzw. Positionen:
  - ganzsohliger Bodenkontakt
  - achsengerechte Knie- und Fußstellung
  - keine spitzen Kniewinkel, d. h., die Knie sind maximal über den Fußspitzen

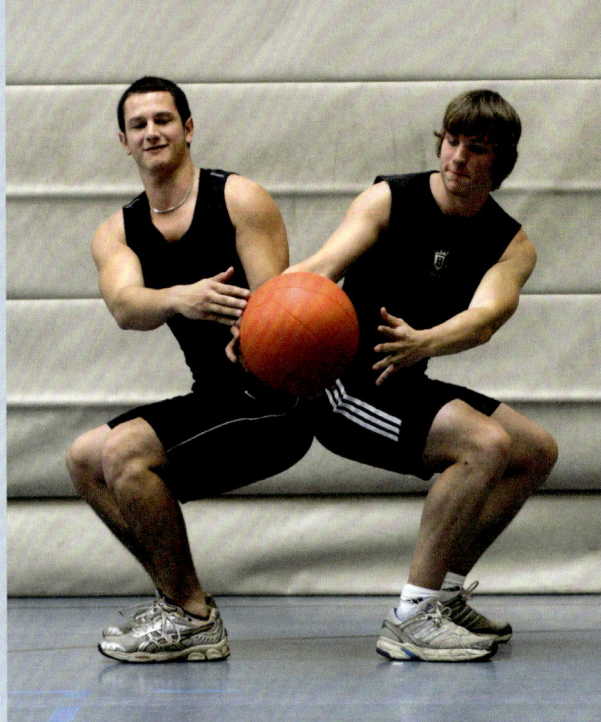

2

3. Kniedruck im Einbeinstand

Altersbereich				Könnensstufe			
bis 8 Jahre				Anfänger	🟠		
9 bis 12 Jahre	🟠			Freizeitsportler	🟠	🟠	
13 bis 15 Jahre	🟠	🟠	🟠	Fortgeschrittener	🟠	🟠	
16 Jahre und älter	🟠	🟠	🟠	Könner	🟠	🟠	🟠

Anforderungsprofil							
Koordination	🟠	🟠	🟠	Schnelligkeit			
Kraft	🟠	🟠	🟠	Ausdauer			

Organisatorische Voraussetzung

Geräte: Medizinball, Tennisball (für Variation)

Organisation

- Jedes Paar erhält einen Medizinball, für eine der Varianten auch weitere Bälle.
- Sie benötigen eine rutschfeste Standfläche.

Ablauf

- Die beiden Übenden stehen sich im einbeinigen Stand gegenüber, beide nutzen das gleiche Standbein. Das freie Bein wird angewinkelt nach vorn angehoben.
- Zwischen den Innenseiten der angehobenen Knie wird ein Medizinball eingeklemmt (s. Bild 1) und dort von beiden gemeinsam etwa 30 Sekunden lang fixiert.
- Anschließend erfolgt ein Beinwechsel.

Variation

- Ausführung ähnlich wie in der Standardübung, allerdings stehen beide etwas mehr versetzt und fixieren den Medizinball zwischen den Außenseiten der Knie (s. Bild 2).
- Ausführung wie in der Standardübung: Sobald der Ball wie gewohnt durch Kniedruck fixiert ist (beide Varianten), führen beide leichte einbeinige Kniebeugen durch, ohne dass die gemeinsame Balance aufgegeben wird .
- Ausführung wie in der Standardübung: Sobald die gemeinsame Balanceposition (beide Varianten) erreicht ist, spielen sich die Übenden einen Ball, z. B. einen Tennisball, durch wiederholtes Werfen und Fangen zu, ohne den Medizinball oder die Balance zu verlieren (s. Bild 3).

Beachte

- Beide Übenden halten durchgängig die Körperspannung und balancieren die Position gemeinsam aus.
- Achten Sie auf stets funktionale Bewegungsausführung bzw. Positionen:
  - ganzsohliger Bodenkontakt
  - achsengerechte Knie- und Fußstellung

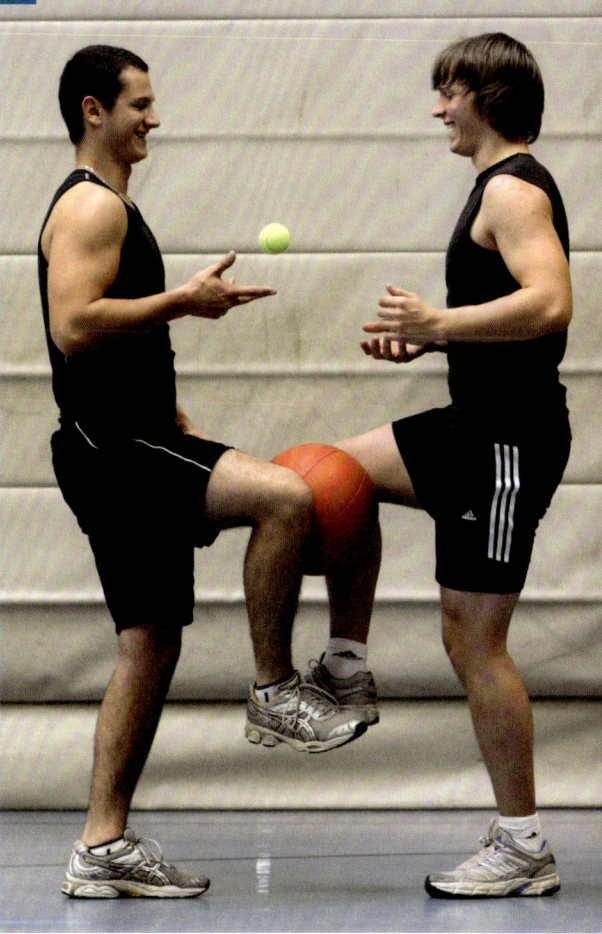

3

4. **Wackeliges Passen und Fangen**

Altersbereich					Könnensstufe				
bis 8 Jahre	●				Anfänger	●		
9 bis 12 Jahre	●	●	●		Freizeitsportler	●	●	●
13 bis 15 Jahre	●	●	●		Fortgeschrittener	●	●	●
16 Jahre und älter	●	●	●		Könner	●	●	●

Anforderungsprofil								
Koordination	●	●	●		Schnelligkeit			
Kraft	●	●			Ausdauer			

Organisatorische Voraussetzung

Geräte: Medizinball, Physioball (für Variation)

1

Organisation

- Jedes Paar erhält einen Medizinball.
- Für manche Varianten benötigt das Paar auch einen bzw. zwei Physiobälle.

Ablauf

- Die Übenden stehen sich im Einbeinstand gegenüber, der Abstand beträgt eine für beide „bequeme" Wurfweite.
- In dieser Position werfen sich beide einen Medizinball zu, der jeweils vom Gegenüber gefangen wird (s. Bild 1). Der Einbeinstand soll dabei durchgehend eingehalten werden, allerdings erfolgt z. B. nach 30 Sekunden ein Standbeinwechsel.
- Die Würfe werden mit steigendem Könnensstand absichtlich immer ungenauer ausgeführt. Allerdings muss der Fänger immer eine reelle Chance haben, den Ball zu fangen.

Variation

- Ausführung wie zuvor, nur haben beide einen Medizinball, der gleichzeitig geworfen wird.
- Einer der Partner sitzt auf einem Physioball, der Rumpf ist aufrecht, ein Fuß auf dem Boden abgestützt und das andere Bein angehoben. Der andere Partner steht gegenüber und wirft wie gewohnt den Ball zu, der vom Sitzenden zu fangen ist. – Eine fortgeschrittene Variante ist, dass beide Partner sich wie beschrieben auf einem Physioball gegenüber sitzen.
- Ein Partner sitzt wie beschrieben auf einem Physioball, der andere steht mit dem Medizinball einige Meter hinter ihm. Der Hintermann

wirft nun den Ball leicht z. B. gegen die Schulter oder einen Arm des Sitzenden. Letzterer muss versuchen, diese nicht kalkulierbare Auslenkung möglichst schnell auszugleichen, ohne bei angehobenem Bein (Fehler in Bild 2) das Gleichgewicht zu verlieren.

Beachte

- Alle Übungen leben von der Ungenauigkeit des zugeworfenen Balles und dem schnellen präzisen Ausgleichen beim Fangen. Die Partner sollten also zunehmend ungenau zuwerfen, gleichzeitig aber auch Sorge dafür tragen, dass der Fangende eine reelle Chance zum Fangen und Balancehalten hat.

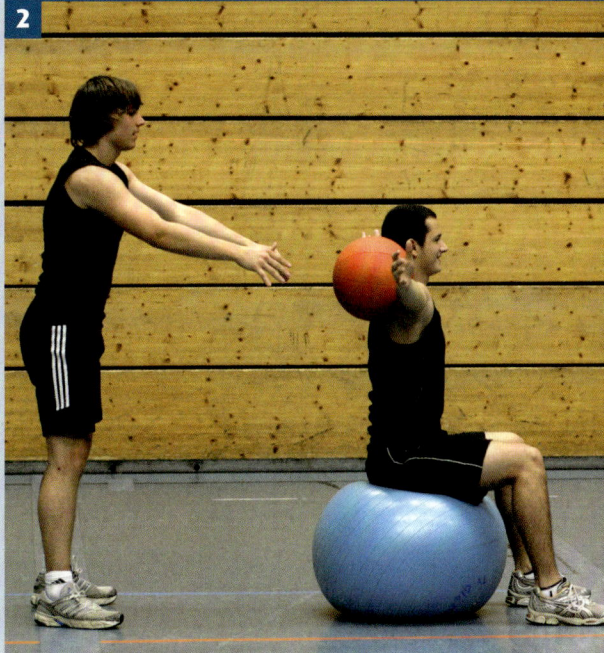

2

5. **Standardwürfe mit Partner**

Altersbereich				Könnensstufe			
bis 8 Jahre				Anfänger	●		
9 bis 12 Jahre	●			Freizeitsportler	●	●	●
13 bis 15 Jahre	●	●	●	Fortgeschrittener	●	●	●
16 Jahre und älter	●	●	●	Könner	●	●	●
Anforderungsprofil							
Koordination	●	●		Schnelligkeit			
Kraft	●	●	●	Ausdauer			

Organisatorische Voraussetzung

Geräte: Medizinball

Organisation

- Zwei Partner mit einem Medizinball befinden sich gegenüber, Abstand je nach Wurfart.
- Gruppen üben paarweise in Gassenaufstellung. Achten Sie dabei auf ausreichend seitlichen Sicherheitsabstand zwischen den Paaren!

Ablauf

- Die Partner werfen sich den Ball beidhändig als Schlagwurf aus verschiedenen Ausgangspositionen zu: z. B. aus dem Strecksitz (s. Bild 1), nach dem Aufrichten aus der Rückenlage, aus dem Kniestand (s. Bild 2), aus dem Stehen oder Angehen.

Variationen

- Es sind verschiedene Wurf- und Stoßarten möglich, vergleiche dazu die Übungsvarianten im Kapitel „Einzelübungen".
- Weitere Varianten sind beidhändige Schockwürfe mit langen Armen:
  – Schocken vorwärts mit Blick zum Partner: Nach leichtem Kniebeugen mit aufrechtem Rumpf und Abwärtspendeln der Arme wird der Ball aus einer Ganzkörperstreckung mit langen Armen nach vorn-oben geworfen.
  – Schocken rückwärts über Kopf mit dem Rücken zum Partner
  – Schocken seitwärts-rückwärts (s. Bild 3): Ausführen wie zuvor, das Ausholen erfolgt jetzt aber mit beiden Armen seitlich neben dem Rumpf
  – Ausführen wie zuvor, nur mit Auftaktschritt: Nach dem Ausholen erfolgt auf der Abwurfseite zunächst ein öffnender Schritt, bevor geworfen wird.

Beachte

- Achten Sie darauf, dass der Abstand der Partner immer den gewählten Wurfvarianten angepasst wird: Würfe aus dem Sitz sind kürzer als die aus dem Stand, die wiederum kürzer als die aus einer Vorbeschleunigung.
- Passen Sie zudem die Abstände individuell an, und stellen Sie möglichst gleich wurfstarke Übende zu Paaren zusammen.

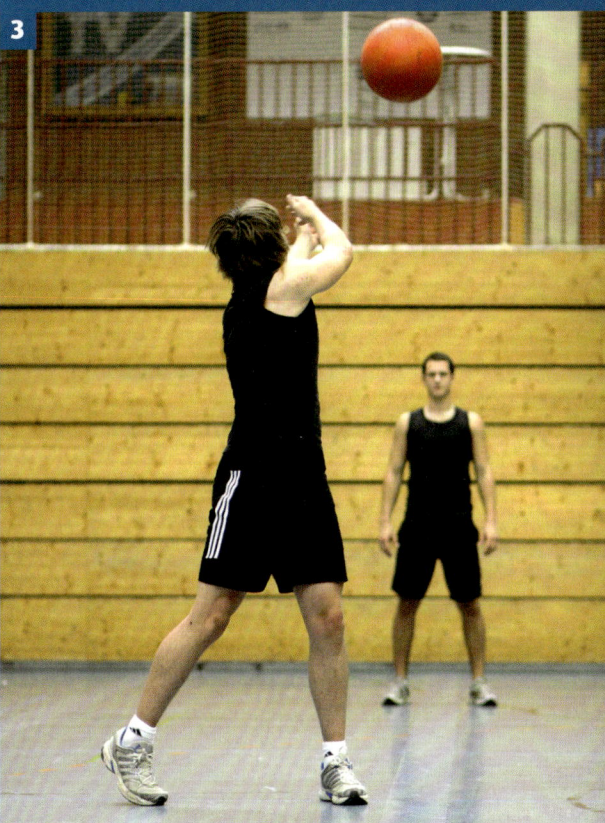

3

6. **Reaktive Würfe**

Altersbereich				Könnensstufe			
bis 8 Jahre				Anfänger			
9 bis 12 Jahre				Freizeitsportler			
13 bis 15 Jahre	●			Fortgeschrittener	●		
16 Jahre und älter	●	●	●	Könner	●	●	●
Anforderungsprofil							
Koordination	●	●		Schnelligkeit			
Kraft	●	●	●	Ausdauer			

Organisatorische Voraussetzung

Geräte: Medizinball, Turnkasten (alternativ zwei kleine Kästen)

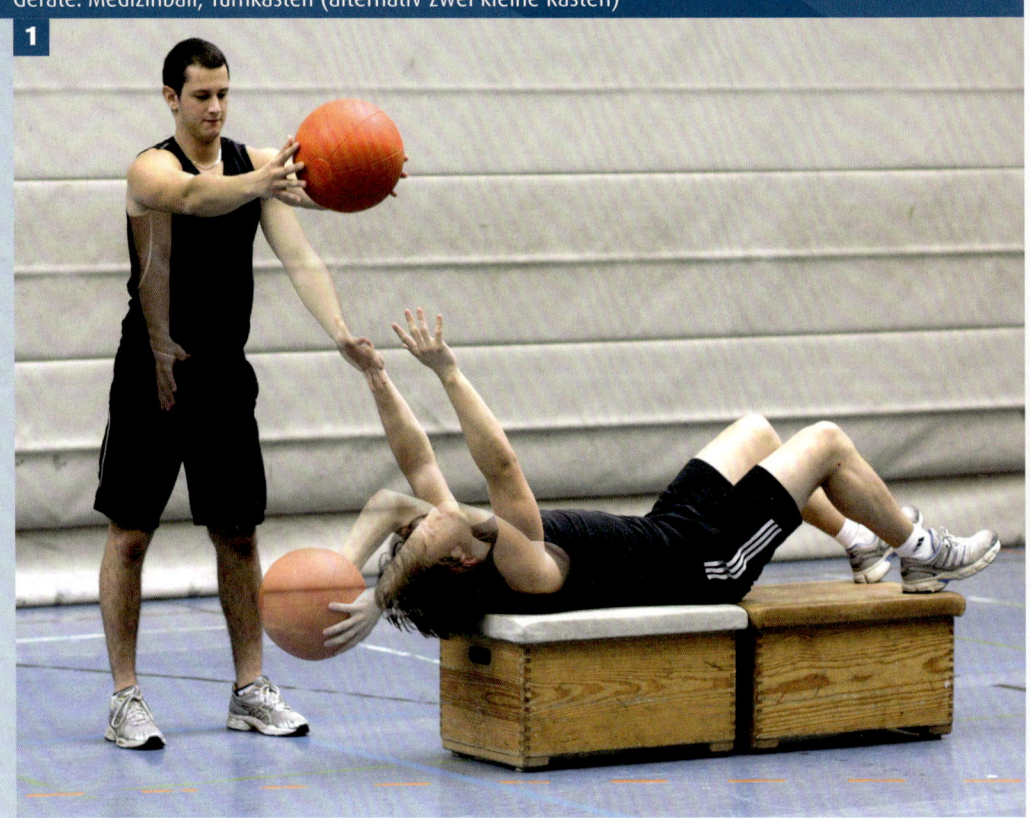

1

Organisation

- Jedes Paar erhält einen Medizinball und einen Turnkasten o. Ä.

Ablauf

- Ein Partner liegt in Rückenlage auf dem Kasten, sodass die Schultern gerade über die Kante ragen und Bewegungsfreiheit haben.
- Die Beine sind angewinkelt (evtl. leicht angehoben). Die Arme befinden sich wurfbereit leicht angewinkelt hinter dem Kopf in Verlängerung des Rumpfes.
- Der Partner steht hinter dem Liegenden und lässt den Medizinball aus geringer Höhe (maximal eine Armlänge) senkrecht in die Hände des Liegenden fallen. Dieser fängt den Ball auf, bremst ihn möglichst schnell ab und wirft ihn mit einer Schlagwurfbewegung senkrecht mit maximaler Beschleunigung hoch (s. Bild 1).
- Der helfende Sportler fängt den Ball wieder auf und lässt ihn erneut kontrolliert aus niedriger Höhe zum nächsten Wurf fallen.

Variation

- Der liegende Sportler streckt seine Arme in der Ausgangsstellung zur Seite aus, der Helfer lässt dann den Ball auf eine Hand fallen, sodass ein einhändiger seitlicher Schockwurf erfolgen kann (s. Bild 2). – Das Ballgewicht muss hier deutlich niedriger als beim beidhändigen Schlagwurf gewählt werden.

Beachte

- Führen Sie diese Übungen nur mit gut vorbereiteten Sportlern durch!
- Die Fallhöhe des Balles vor dem Fangen und Werfen darf nicht zu hoch sein (Maximum: eine Armlänge)!

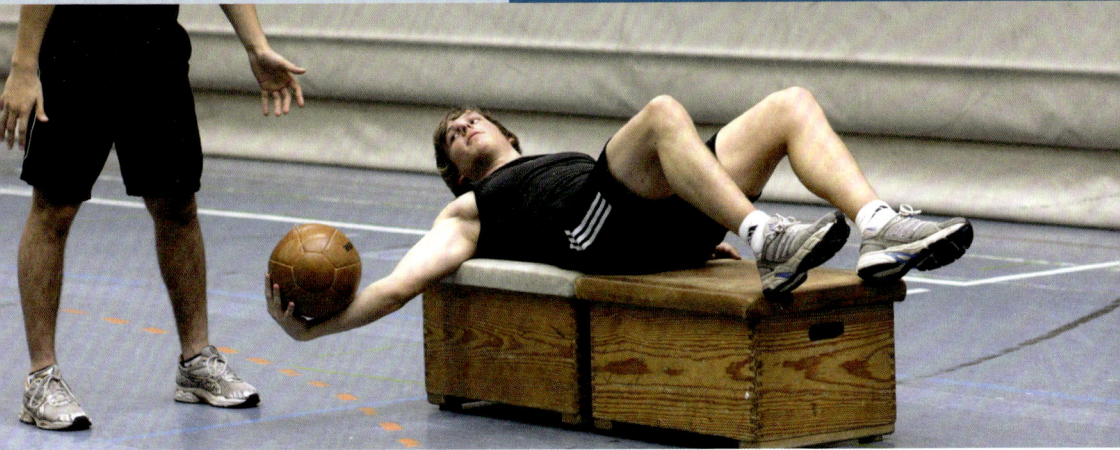

7. Prellwürfe auffangen

Altersbereich				Könnensstufe			
bis 8 Jahre				Anfänger			
9 bis 12 Jahre	🟡			Freizeitsportler	🟡		
13 bis 15 Jahre	🟡	🟡	🟡	Fortgeschrittener	🟡	🟡	
16 Jahre und älter	🟡	🟡	🟡	Könner	🟡	🟡	🟡
Anforderungsprofil							
Koordination	🟡	🟡		Schnelligkeit	🟡	🟡	🟡
Kraft	🟡	🟡		Ausdauer			

Organisatorische Voraussetzung

Geräte: Medizinbälle

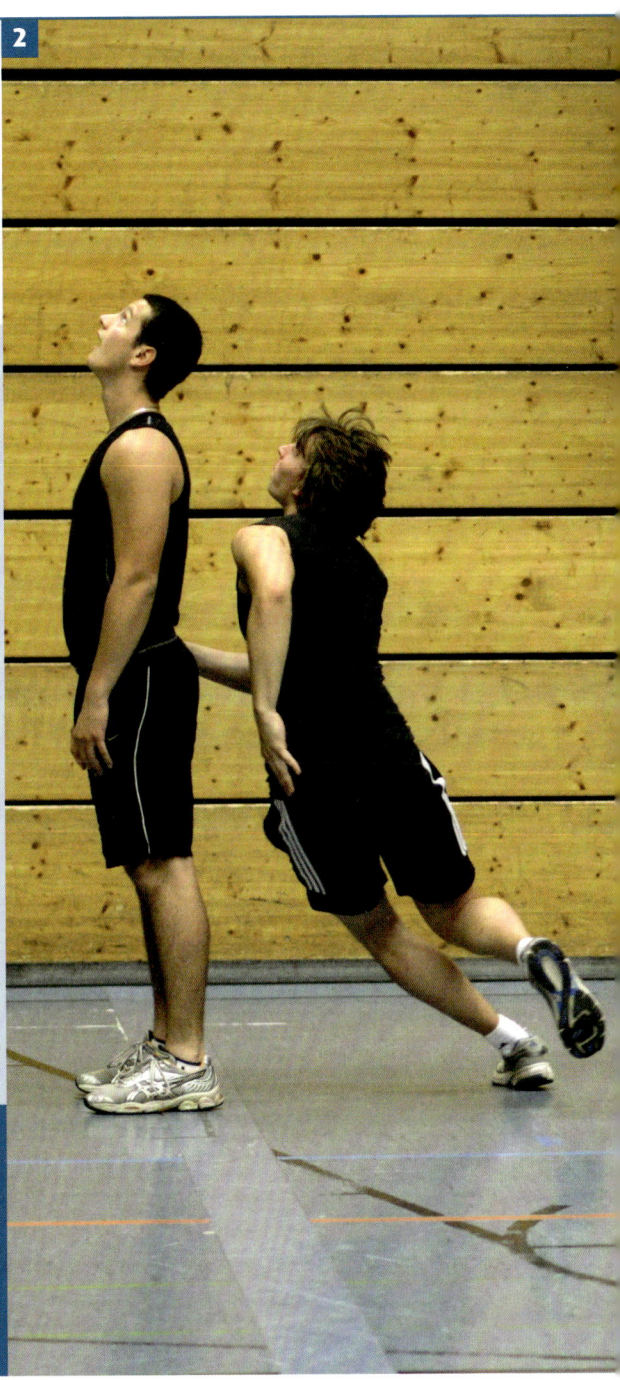

2

Organisation

- Die Partner stehen sich in drei bis vier Meter Entfernung gegenüber. Jeder Sportler benötigt einen Medizinball aus Gummi.
- Beim Üben mit mehreren Paaren müssen diese ausreichend Abstand zueinander halten.

Ablauf

- Beide werfen gleichzeitig ihren Ball mit einem kräftigen beidhändigen Schlagwurf vor sich auf den Boden, sodass er möglichst senkrecht hochspringt (s. Bilder 1a bis 1c).
- Dann wechseln beide schnell den Platz und fangen den Ball des Partners auf, bevor dieser ein zweites Mal den Boden berührt (s. Bild 1d).
- Danach folgen mehrere Wiederholungen.

Variation

- Der Abstand der Partner zueinander wird auf etwa zwei Meter verringert. Nur einer der Übenden wirft den Ball wie oben beschrieben auf den Boden zwischen den beiden, umläuft schnell seinen Partner (s. Bild 2) und fängt den Ball auf, bevor dieser erneut den Boden berührt; dann wirft der Partner usw. Im Bedarfsfall reicht hier auch ein Ball pro Paar, der dann immer weitergereicht wird.

Beachte

- Eine gute Voraussetzung für diese Übung ist, wenn die Sportler die Würfe gegen den Boden, wie sie im Kapitel „Einzelübungen" beschrieben sind, beherrschen.

8. **Achterbahn**

Altersbereich				Könnensstufe			
bis 8 Jahre	●			Anfänger	●	●	●
9 bis 12 Jahre	●	●		Freizeitsportler	●	●	●
13 bis 15 Jahre	●	●	●	Fortgeschrittener	●		●
16 Jahre und älter	●	●	●	Könner	●	●	●

Anforderungsprofil							
Koordination	●			Schnelligkeit			
Kraft	●	●	●	Ausdauer			

Organisatorische Voraussetzung

Geräte: Medizinball

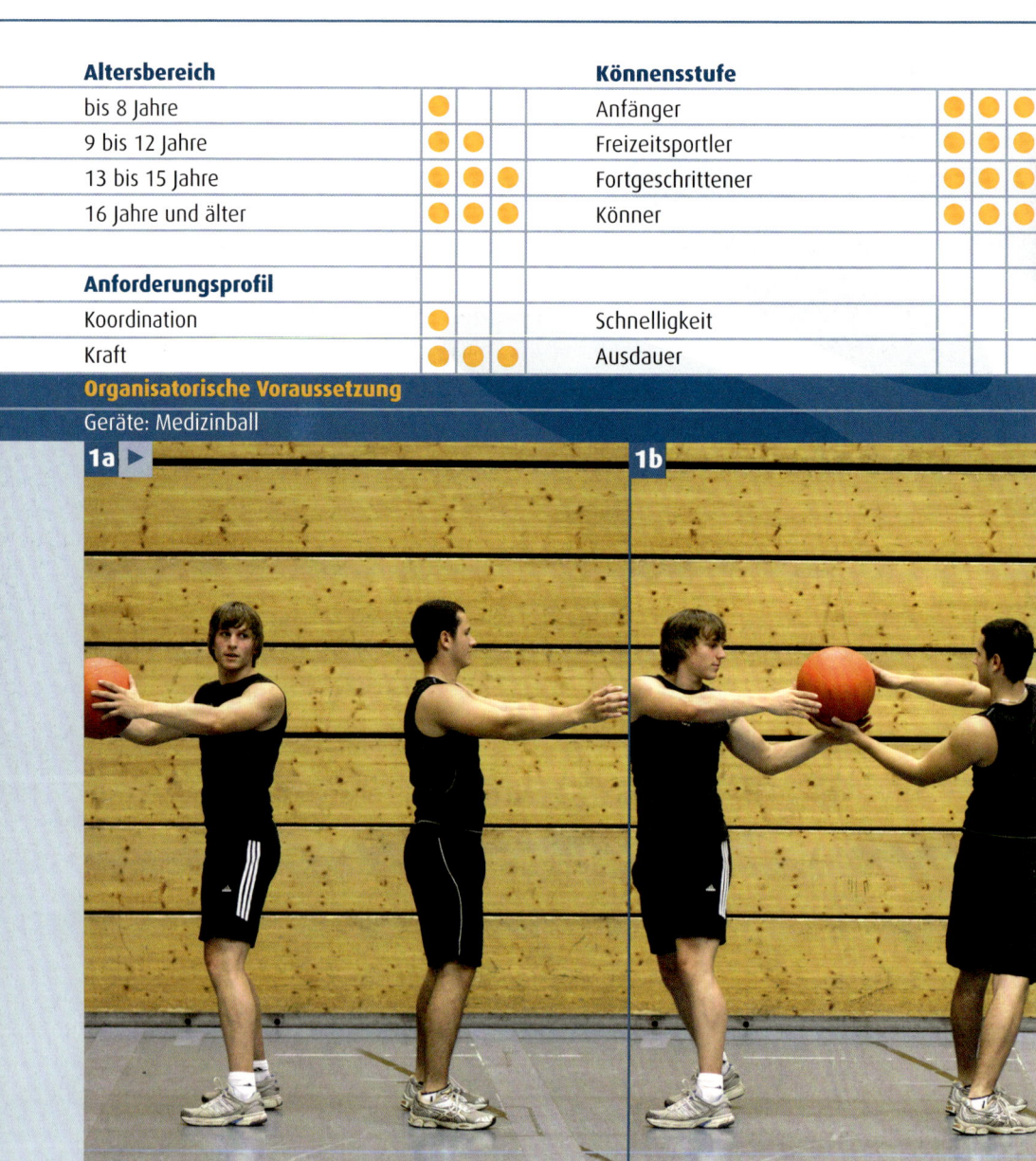

1a ▶ 1b

Organisation

- Die Partner stehen schulterbreit Rücken an Rücken, der Abstand zueinander beträgt ca. zwei Armlängen.
- Jedes Paar benötigt einen Medizinball.

Ablauf

- Ein Partner hält den Ball in beiden Händen vor der Brust (s. Bild 1a).
- Beide drehen sich nach rechts, ohne dass die Füße ihren Platz verlassen.
- Der zweite Partner übernimmt den vom ersten angereichten Ball (s. Bild 1b), beide drehen sich nach links, dort wird wieder der Ball übergeben usw.
- Wichtig: Der Ball wird immer diagonal zwischen den Oberkörpern übergeben, durchläuft also eine achtförmige Bahn.
- Nach einigen Durchgängen wird die Laufrichtung des Balles umgekehrt.

Variationen

- Ausführung wie zuvor, nur mit zusätzlicher Vorgabe: Die Arme bleiben durchgehend gestreckt, der Ball befindet sich stets in Schulterhöhe und darf nicht absinken!
- „Holzfäller" (s. Bilder 2a bis 2b): Der Stand der beiden Übenden ist etwas dichter beieinander, die Beine sind leicht gegrätscht. Der Ball wird jetzt nicht rotierend in der „Acht-Form", sondern durch Vorbeugen und Aufrichten des Rumpfes über den Kopf bzw. durch die Beine weitergegeben.

Beachte

- Achten Sie darauf, dass in der Achterbahn-Übung der Ball immer diagonal, nicht an der Körperseite weitergereicht wird.
- Lassen Sie immer in beide Richtungen üben!

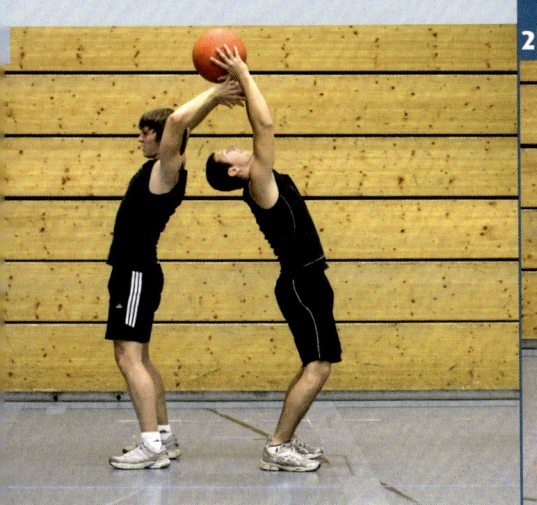

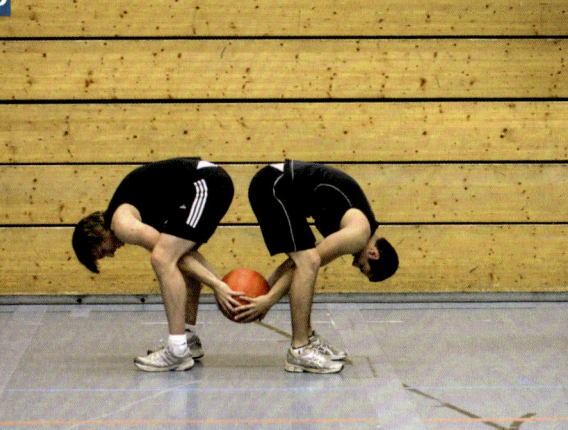

2b

9. **Rotation im Sitz**

Altersbereich				Könnensstufe			
bis 8 Jahre				Anfänger	🟠		
9 bis 12 Jahre	🟠			Freizeitsportler	🟠	🟠	
13 bis 15 Jahre	🟠	🟠		Fortgeschrittener	🟠	🟠	🟠
16 Jahre und älter	🟠	🟠	🟠	Könner	🟠	🟠	🟠

Anforderungsprofil							
Koordination	🟠			Schnelligkeit			
Kraft	🟠	🟠	🟠	Ausdauer			

Organisatorische Voraussetzung

Geräte: Medizinball

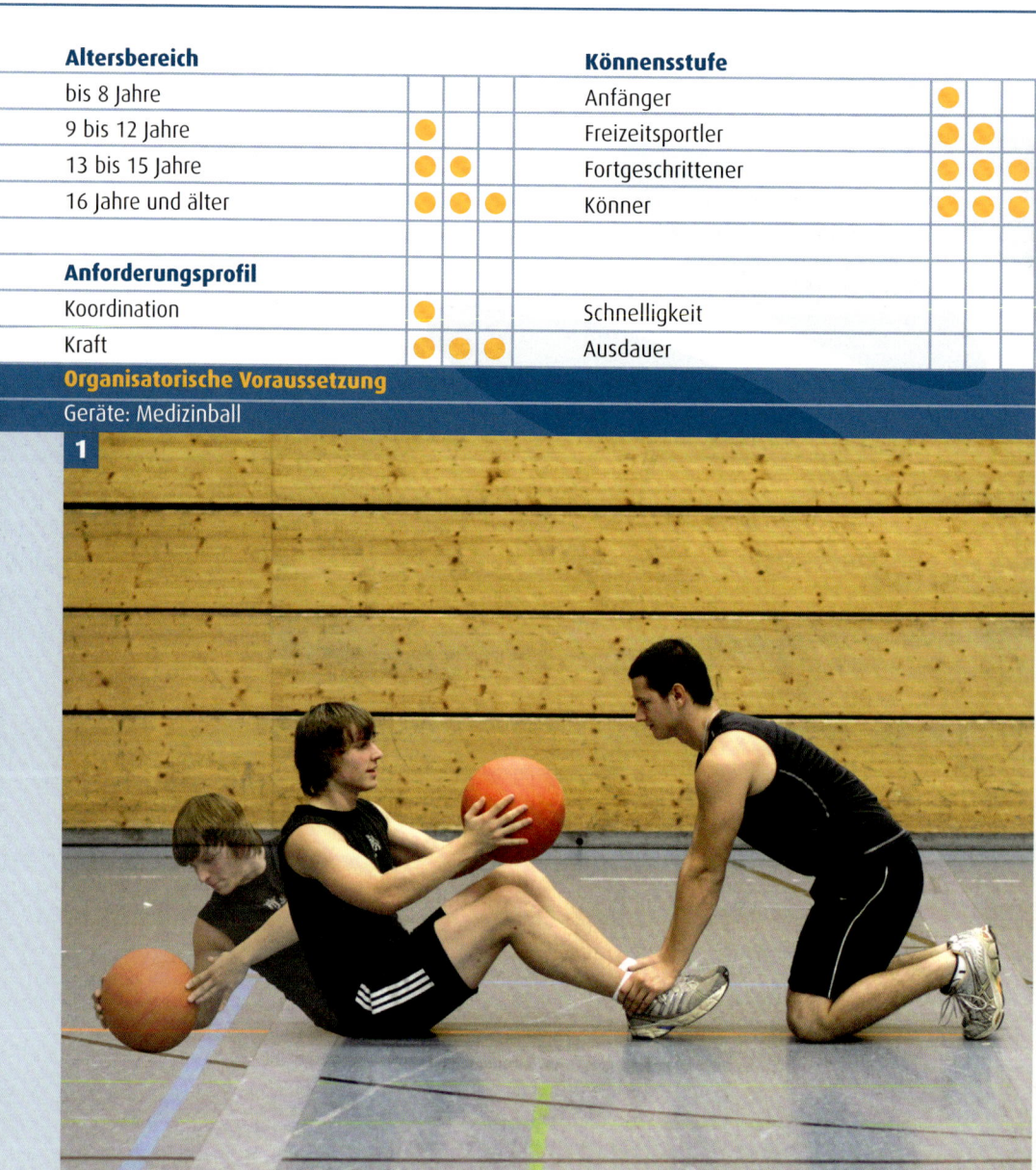

1

Organisation

- Ein Partner sitzt auf dem Boden, der andere steht ihm gegenüber.
- Jedes Paar benötigt einen Medizinball.

Ablauf

- Der sitzende Partner hält den Ball in beiden Händen, der andere fixiert dessen Füße.
- Der Sitzende dreht den Rumpf, legt ihn leicht nach hinten und berührt mit dem Ball den Boden genau hinter sich (s. Bild 1).
- Danach richtet sich der Übende auf, bis der Rumpf wieder senkrecht ist, und dreht weiter, um die Übung auf der anderen Seite zu wiederholen usw.

Variationen

- Der Sitzende hebt seine Beine während der gesamten Übungsdauer leicht an. Der Stehende wirft dem Sitzenden den Ball zu, den dieser auffängt und aus einer Abbremsbewegung direkt wieder zum stehenden Partner zurückwirft. Die zugespielten Pässe sollen zunehmend ungenau (also kürzer oder länger, mehr oder weniger seitlich, härter oder sanfter) geworfen werden.
- Ausführung wie zuvor, nur sitzt der Partner jetzt dem Stehenden nicht frontal gegenüber, sondern im rechten Winkel dazu (s. Bild 2).

Beachte

- Achten Sie auf stetige Rumpf- und vor allem Bauchmuskelspannung – es darf keine Überstreckung der Wirbelsäule geben!
- Die Varianten leben von der Ungenauigkeit der Zuspiele, dennoch sollte ein Ballfangen immer auch machbar sein.

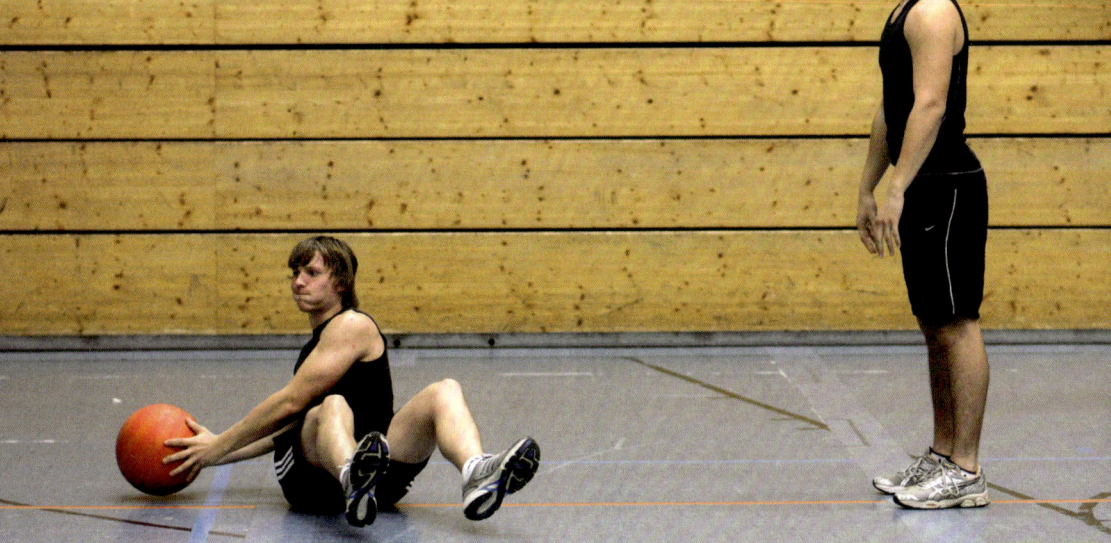

10. Ziehkämpfe

Altersbereich				Könnensstufe			
bis 8 Jahre	●	●		Anfänger	●	●	●
9 bis 12 Jahre	●	●	●	Freizeitsportler	●	●	●
13 bis 15 Jahre	●	●	●	Fortgeschrittener	●	●	●
16 Jahre und älter	●	●	●	Könner	●	●	●
Anforderungsprofil							
Koordination	●	●		Schnelligkeit			
Kraft	●	●	●	Ausdauer	●		

Organisatorische Voraussetzung
Geräte: Medizinball

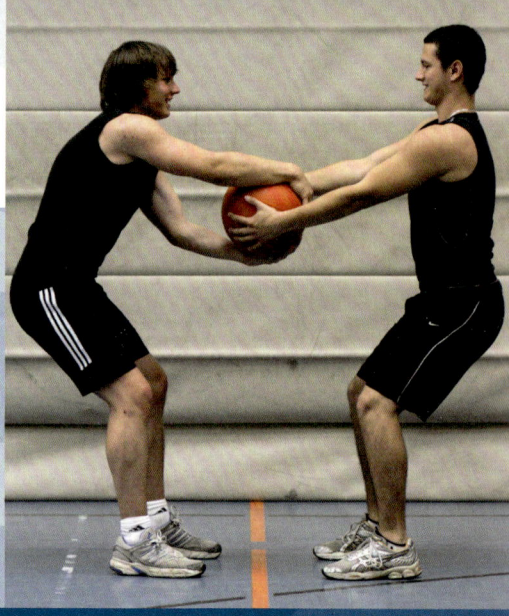

Organisation
- Die Partner stehen gegenüber und halten einen Medizinball zwischen sich.
- In der Variante wird eine Mittellinie als Markierung auf dem Boden benötigt.

Ablauf
- Auf Kommando versucht jeder, dem anderen den Ball zu entwinden. – Dies führt zu einem Punktgewinn.

Variation
- Einen Punkt gibt es auch, wenn ein Partner den anderen so zieht, dass er mit beiden Füßen den Boden jenseits einer Mittellinie berührt.

Beachte
- Stellen Sie gleich starke und gleich große Partner zusammen.
- Das Startkommando sollte immer angekündigt werden, damit die Übenden vorab Körperspannung aufbauen können.

11. **Ballticker und Luftpässe**

Altersbereich				Könnensstufe			
bis 8 Jahre				Anfänger			
9 bis 12 Jahre	●			Freizeitsportler	●		
13 bis 15 Jahre	●	●		Fortgeschrittener	●	●	
16 Jahre und älter	●	●	●	Könner	●	●	●

Anforderungsprofil							
Koordination	●	●	●	Schnelligkeit			
Kraft	●	●	●	Ausdauer	●		

Organisatorische Voraussetzung

Geräte: Medizinball

Organisation

- Zwei Übende mit je einem Ball stehen sich in geringem Abstand gegenüber.

Ablauf

- Beide springen gleichzeitig beidbeinig, den Ball in den gestreckten Armen, nach oben.
- Im höchsten Punkt werden beide Bälle leicht gegeneinander geschlagen.
- Nach der Landung nächster synchroner Sprung.

Variationen

- Die Sprünge werden nach einem Seitwärts-Auftaktschritt durchgeführt (vgl. Sprung zum Block beim Volleyball).
- Die Partner passen sich einen Ball nach abwechselnden Sprünge in der Luft zu:
  - Pass im Sprung/Fangen im Stand
  - Fangen im Sprung/Passen im Folgesprung
  - Fangen/Passen in einem Sprung

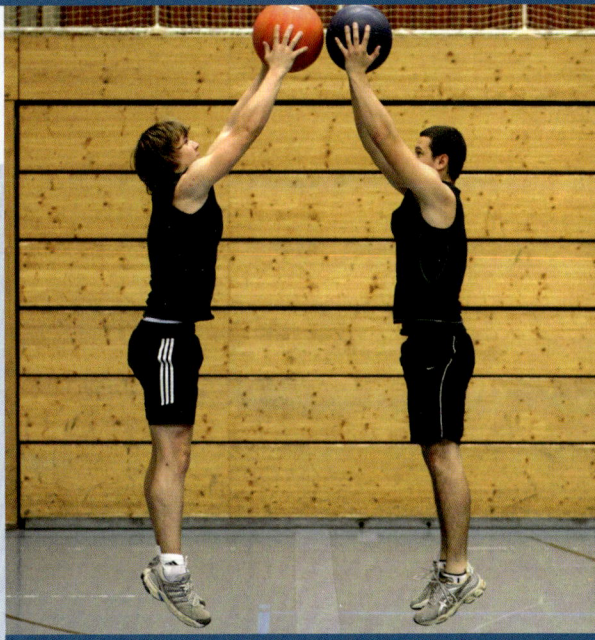

Beachte

- Ziele sind das gemeinsame Üben und ein passendes Timing!

■■■ 4.1 Einleitung

Auch mit Medizinbällen lässt sich ein Training gut in Gruppen und Mannschaften durchführen. Bereits in Kapitel 1 wurde darauf hingewiesen, dass dies eine gute Möglichkeit ist, die Problemsituation „Wenige Bälle – viele Sportler" besser zu lösen.

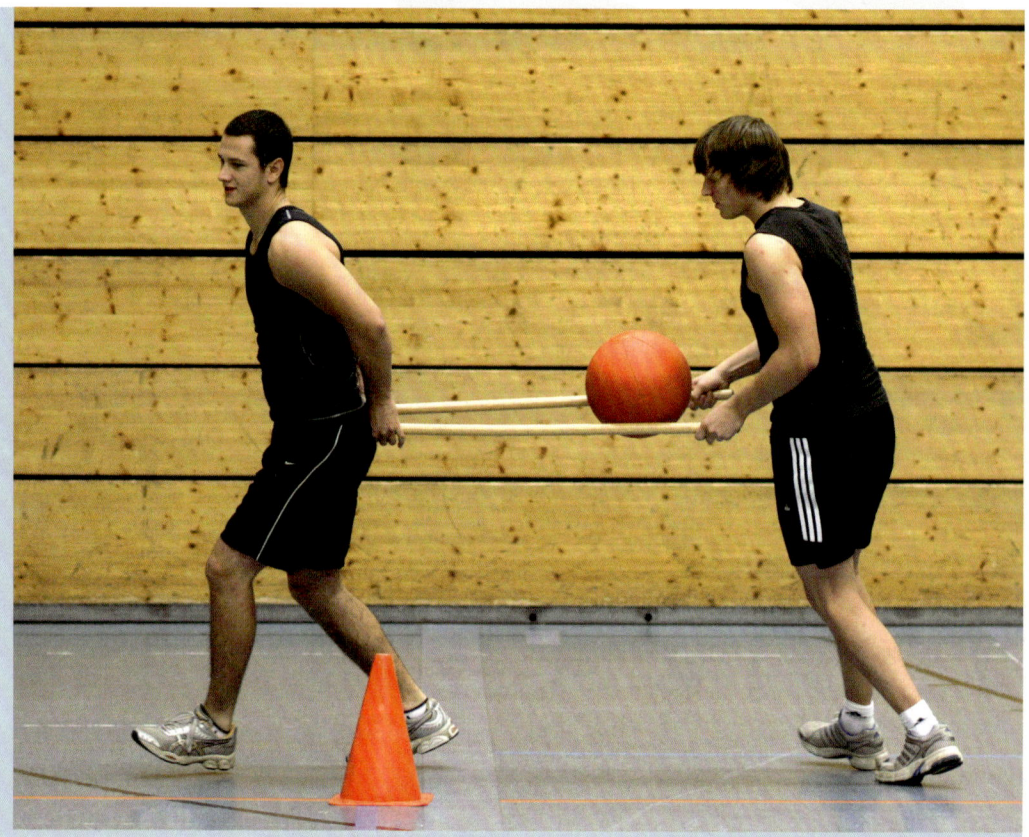

Tragestaffel mit Gymnastikstäben

Darüber hinaus gibt es weitere Vorzüge für ein Training auch in Gruppenform: Abwechslung in der und durch die Sozialform, veränderte Motivation und Motivationsschub z. B. durch häufige Wettbewerbs- und Vergleichsformen oder das Einbeziehen weiterer, insbesondere sozialer und pädagogischer Ziele im Training und Unterricht.

Viele der gruppenorientierten Abläufe lassen sich sehr einfach aus den in den vorherigen Kapiteln dargestellten Übungen (durch Veränderung der Organisation) oder aber aus bekannten Spielformen (durch Wechsel von „einfachen" auf schwere Bälle oder durch Hinzufügen von Medizinbällen) ableiten. Deshalb ist es müßig, hier eine umfangreiche Sammlung vorzustellen, die inhaltlich oft nur aus leicht veränderten Wiederholungen bestünde. Im Folgenden werden Sie für mehrere typische Gruppen- und Mannschaftssituationen Anregungen und Hinweise zur Durchführung finden.

■ ■ ■ 4.2 Staffeln

Mit Staffeln schaffen Sie eine Situation, die durch die Wettbewerbs- wie die Teamatmosphäre Motivation schafft. Sie können dafür viele in den Kapiteln 2 und 3 vorgestellte Übungen verwenden und daraus Staffeln „machen". Beachten Sie dabei, dass die Abläufe von jedem Einzelnen so gut beherrscht sind, dass sie auch unter dem Zeit- und Mannschaftsdruck jederzeit richtig ausgeführt werden können. So können Sie weitgehend sicherstellen, dass es nicht zu gefährdenden, weil schlechten oder gar misslungenen Bewegungsausführungen kommt.

Denken Sie auch daran, die Organisation der Staffel z. B. über Streckenlängen und Zeitabstände der Einzelbelastungen (auch durch die Mannschaftsgröße beeinflusst) an Ihren Trainingszielen auszurichten:

● Wende- und Pendelstaffeln können Sie je nach Teamgröße für viele motorische Trainingsziele einsetzen.

● Endlosstaffeln (z. B. vier Teilstrecken mit fünf Läufern) eignen sich besonders gut für die Ausdauer- oder Kraftausdauerschulung.

● Durch Schiebe-, Zieh- oder Rollstaffeln u. Ä. (hier wird der Medizinball über den Boden geschoben, im Beachfeld durch den Sand gezogen oder über den Boden gerollt) können Sie durch die gebückte Haltung ebenfalls die Kraft ansprechen.

● Wanderballstaffeln zeichnen sich im Unterschied zu den bisher beschriebenen Staffeln, bei denen immer ein Mitspieler den Ball zum nächsten transportiert, dadurch aus, dass der Ball auf vorgegebene Weise innerhalb der Mannschaft weitergereicht wird – ohne dass sich der Sportler notwendigerweise selbst weiterbewegt.

● In Pass-Staffeln kann z. B. das Werfen und Fangen Hauptgegenstand sein. Das kann beispielsweise so aussehen: Ein einzelner Sportler passt dem Ersten in der Reihe den Ball zu, bekommt ihn zurück, der

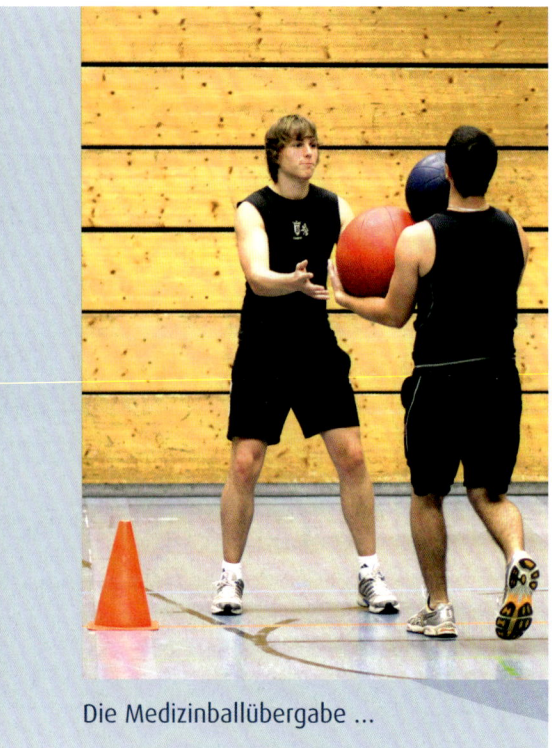

Die Medizinballübergabe ...

Spieler in der Reihe setzt sich, der Einzelne passt zum zweiten Reihen-Spieler usw. Sobald der letzte Reihenspieler den Ball zurückgepasst hat, springen alle auf, der bisher Erste in der Reihe wechselt den bisherigen Pass-Spieler ab, letzterer stellt sich als Letzter in der Reihe an, und das Spiel beginnt von vorn.

In ähnlicher organisatorischer Form können Sie auch andere Bewegungsformen einbeziehen. Ein Beispiel ist in einer Reihenaufstellung das Weiterreichen des Balles von Spieler zu Spieler nach hinten über Kopf, durch die gegrätschten Beine oder mit

Rumpfrotation in Achterbahn-Form (vergleiche dazu eine ähnliche Partnerübung auf S. 52 in Kapitel 3), bis der Letzte den Ball empfängt, mit diesem nach vorn läuft und sich das Spiel wiederholt. Natürlich können Sie auch andere Formen wählen wie beim Nebeneinanderstehen oder -sitzen ein Weiterreichen mit Händen oder Füßen oder auch das Rollen des Balles unter allen Mitspielern, die schnell aus der Bauchlage in den Liegestütz hochstemmen, hindurch zum letzten Mitspieler. Der Kreativität sind hier kaum Grenzen gesetzt.

■■■ 4.3 Kämpfen um Ball und Raum

In diesen Spielen treten immer zwei Mannschaften gegeneinander an, und es ist nur ein Ball im Spiel, um den es zu kämpfen gilt und der, je nach Spiel in ein Ziel oder Zielfeld gebracht werden muss. Die Belastungsintensität dieser Spiele entsteht weniger durch den Ball an sich (es steht ja nur ein einziger für viele Mitspieler zur Verfügung), er ist eher ein Anreiz für die Mannschaften, die sich im Kampf um den Ball belasten. Hierzu einige Beispiele:

■■■ Blitzball

Zwei Mannschaften spielen auf einem ausreichend großen Spielfeld, z. B. einem Handballfeld, gegeneinander. Das Spielfeld hat an beiden schmalen Enden eine Endzone, die auch einfach durch die Grundlinie vom

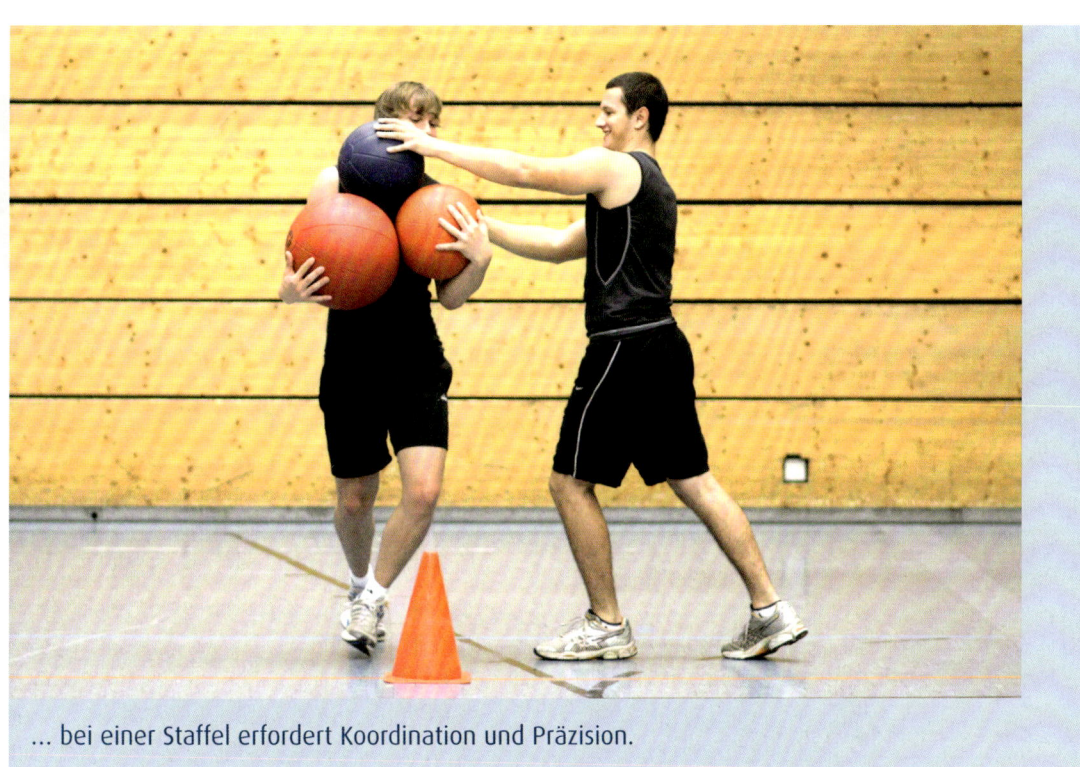

... bei einer Staffel erfordert Koordination und Präzision.

Spielfeld getrennt sein kann. Spielball ist ein Medizinball.

Ziel ist es, den Ball in der gegnerischen Endzone abzulegen. Dabei darf der Ball nur vorwärts getragen werden (aber nicht gespielt bzw. geworfen), und zwar so lange, bis der Ballbesitzer von einem Gegner berührt („abgeschlagen") wird. Dann muss der Ball innerhalb von drei Schritten bzw. drei Sekunden an einen Mitspieler nach hinten abgespielt werden. Mit Ausnahme des genannten Abschlagens wird körperlos gespielt. Regel: mindestens eine Armlänge Abstand zum Gegner halten. Bei Verstößen gibt es an Ort und Stelle einen Freiwurf für die gegnerische Mannschaft. Nach einem Punktgewinn durch Ballablegen gibt es einen Anwurf an der Mittellinie.

Als Variation ist es möglich, statt der o. g. Endzonen beispielsweise Turnmatten, die ein wenig in das Spielfeld hineingezogen sind, zu nutzen, auf denen der Ball abgelegt werden muss.

■ ■ ■ Raufball

Dieses Spiel ist von der Grundidee her dem genannten Blitzball ähnlich. Allerdings ist jetzt „richtiger" Körpereinsatz erlaubt. Der

Ball darf getragen, gerollt oder geworfen werden. Den Ballbesitzer darf man blockieren, halten oder umklammern. Rohes Spiel wie Beinstellen, Stoßen oder Schlagen ist aber nicht erlaubt und muss sofort unterbunden werden (Freiwurf für den Gegner). Mit dem Ball in der Hand dürfen nicht mehr als fünf Schritte gelaufen werden.

Variationsmöglichkeiten bieten sich durch Vorgaben wie beim Rugby (der Ball darf nur nach hinten gepasst werden) oder durch zusätzliche Forderungen wie z. B., dass Punktgewinne durch Ballniederlegen nur dann gültig sind, wenn zu diesem Zeitpunkt alle Spieler des Angreiferteams in der vorderen Spielfeldhälfte sind.

■ ■ ■ Burgball auf der Matte

In diesem Spiel befinden sich zwei kleine Mannschaften mit dem Medizinball auf einer Weichbodenmatte. Mannschaft A hat die Aufgabe, den Ball so lange wie möglich auf der Matte zu fixieren. Mannschaft B dagegen versucht, den Ball von der Matte herunterzuziehen. Dafür dürfen auch die Gegenspieler weggezogen werden – wer von der Matte heruntergezogen wurde, darf in diesem Durchgang nicht mehr auf die Matte zurückkehren. Der Durchgang ist beendet, sobald der Ball den Boden außerhalb der Matte berührt. Beachten Sie dabei, aus Motivationsgründen immer einen Rollentausch der Mannschaften nach jedem Durchgang durchzuführen!

■ ■ ■ 4.4 Spiele mit Medizinbällen für alle

Zum Schluss lernen Sie noch zwei Spiele bzw. Abwandlungen kennen, bei denen die Belastung auch wieder dadurch gesteuert wird, dass viele oder sogar alle Mitspieler einen Ball zur Verfügung haben.

■ ■ ■ Haltet die Seite frei

Dieses Spiel ist in der Grundform mit einfachen Bällen vielen vielleicht bekannt. Medizinbälle sollten aber der Verletzungsgefahr bei Körpertreffern wegen nicht geworfen, sondern nur gerollt werden.

Gespielt wird in der ganzen Halle, alle Türen und Tore sind geschlossen. Die Halle ist in der Mitte geteilt, z.B. durch eine kniehoch gespannte Schnur (die Bälle müssen gerade darunter hindurch passen). In jeder Hälfte steht eine Mannschaft, jeder Mitspieler hat einen Medizinball. Nach dem Startsignal rollt jeder seinen Ball unter der Schnur hindurch in die andere Spielhälfte. Gleiches geschieht mit allen in das eigene Feld rollenden Medizinbällen. Zu einem nicht vorhersehbaren Zeitpunkt ertönt ein Schlusssignal. Danach dürfen keine Bälle mehr gerollt werden. Welches Team hat zum Schlusszeitpunkt die wenigsten Bälle in seiner Hälfte?

■ ■ ■ Schilderball

Es spielen zwei Mannschaften gegeneinander, eine befindet sich innerhalb eines Spielfeldes, die andere darum herum. Die

Spielfeldgröße hängt von der Spielerzahl ab (Tipp: bei ca. vier Spielern ein halbes Volleyballfeld). Jeder Spieler der Innenmannschaft trägt einen Medizinball, die Außenmannschaft ist im Besitz eines einzigen Volley- oder Gymnastikballes.

Die Außenmannschaft versucht, die Innenspieler mit dem Volleyball abzuwerfen. Dazu dürfen sie sich den Ball auch zuspielen. Die Innenspieler nutzen den Medizinball als Schutzschild gegen Treffer (s. Bild).

Wer am Körper (nicht am Ball) getroffen wird, muss den Medizinball abgeben und hinter einem Mitspieler, der noch einen Ball hat, Schutz suchen. Durch Anfassen des Vordermannes in der Taille bildet sich so eine Schlange. In dieser Schlange zählen auch Treffer, die bei einem der hinteren Spieler erzielt werden, und der Vordermann gibt ebenfalls seinen Ball ab.

Sobald der Letzte seinen Ball abgeben muss, ist der Durchgang entschieden, und es gibt einen weiteren Durchgang mit einem Rollentausch.

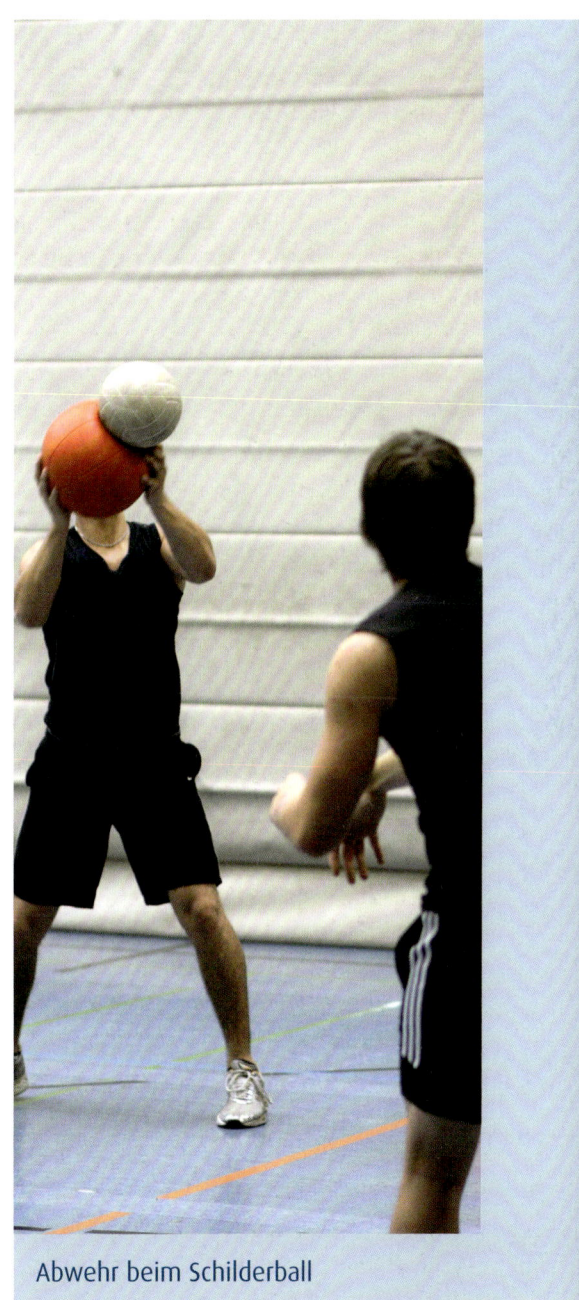

Abwehr beim Schilderball

ZUSAMMENFASSUNG

- Staffeln und Kampfspiele um den Ball oder um Raumgewinn ermöglichen es, bekannte Übungen in größeren Gruppen auch mit nur wenigen Bällen durchzuführen.
- Manche Spiele und Spielvarianten fordern einen hohen individuellen Einsatz, weil jeder einen Ball hat.

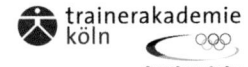
■ ■ ■ Trainer als Beruf

Ohne fachlich hoch qualifizierte, engagierte Trainerinnen und Trainer mit einer hohen Kompetenz sind Spitzenleistungen nicht vorstellbar. Die Trainerausbildung auf der höchsten Ebene muss deshalb sicherstellen:
● den Erwerb wissenschaftlich fundierter, aktueller Erkenntnisse mit hoher Relevanz für erfolgreiches Trainerhandeln
● die Trainerkompetenz durch enge Verzahnung von Wissenserwerb und Trainerhandeln
● den Austausch über die Leistungssportpraxis der eigenen Sportart hinaus: nicht das Trennende, sondern das Sportartverbindende sehen und auf die eigene Trainertätigkeit projizieren

Dafür steht die Trainerakademie Köln des Deutschen Olympischen Sportbundes als die zentrale Institution für die Aus- und Fortbildung der Trainerinnen und Trainer im deutschen Leistungssport!

■ ■ ■ Die Trainerakademie Köln

Die Trainerakademie Köln ...
● ... bietet den höchsten staatlich anerkannten Bildungsabschluss für Trainer: Diplom-Trainer/Diplom-Trainerin als berufsbildender Abschluss.
● ... hat seit der Gründung (1974) mehr als 1000 Absolventen aus 42 Spitzenverbänden, viele davon sind als Bundes-, Landes-, Stützpunkttrainer, als Führungskräfte oder leistungssportliche Servicekräfte in Verbänden und an Olympiastützpunkten tätig, ausgebildet.
● ... wird gefördert und unterstützt vom Bundesministerium des Innern, vom Innenministerium Nordrhein-Westfalen, der Stiftung Deutsche Sporthilfe, der Bundeswehr und nicht zuletzt von den Mitgliedsorganisationen der Trainerakademie (44 Spitzenverbände, alle Landessportbünde, die Gesellschaft für Sportmedizin und Prävention und der DOSB).

■ ■ ■ Das Studium

● Zulassungsvoraussetzung: u. a. gültige Trainer-A-Lizenz und Befürwortung durch den eigenen Spitzenfachverband
● Direktstudium in Vollzeit (18 Monate) oder berufsbegleitendes Studium (3 Jahre) mit:
  – 480 Unterrichtseinheiten Grundlagenausbildung
  – 480 Unterrichtseinheiten „Spezialisierung" (Vertiefung in sportartengruppensowie themengruppenorientierten Problembereichen).
  – 240 Unterrichtseinheiten sportartspezifisch profilbildend: Heranführung an das Training von Bundeskadern
  – 100 Unterrichtseinheiten Hospitation incl. Studienarbeit
● Dozenten: z. Zt. mehr als 150 Lehrbeauftragte aus dem wissenschaftlichen Verbundsystem des deutschen Leistungssports.

Prof. Dr. Lutz Nordmann,
Direktor der Trainerakademie Köln

Mehr Informationen finden Sie im Internet: www.trainerakademie-koeln.de